Kathrin Reichel

Ergotherapie systematisch beschreiben und erklären –

das AOTA Framework als Beitrag zur Systematisierung der deutschen Ergotherapie

Neue Reihe Ergotherapie

Herausgeber:
Deutscher Verband der Ergotherapeuten e.V.

Reihe 9: Fachbereich Allgemeine Themen
Band 4

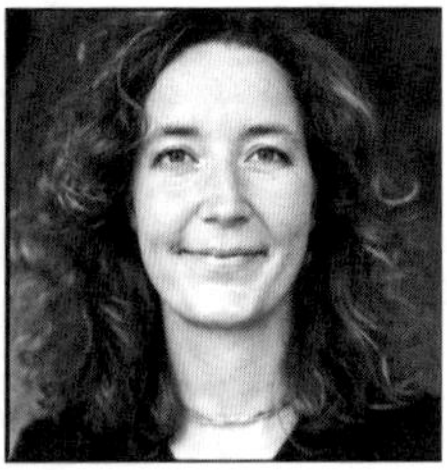

Kathrin Reichel, Jahrgang 1971, ist seit 1994 als Ergotherapeutin im psychiatrischen Bereich und in der Ausbildung tätig.

Während eines einjährigen Auslandsaufenthaltes in den USA (Council of International Programs CIP) arbeitete sie an zwei Übergangswohnheimen für psychisch Kranke, war Gasthörerin für Occupational Therapy an der Ohio-State University und absolvierte eine Ausbildung in aurikularer Akupunktur (NADA).
Anschließend baute sie eine gemeindepsychiatrische Abteilung an einer Hamburger Klinik (Bereich Ergotherapie) mit auf.
Ihr Studium der Ergotherapie an der Fachhochschule Hildesheim beendete sie 2003 mit dem Abschluss Bachelor of Science „Occupational Therapy".
Seit 1995 ist sie Praxisanleiterin und Lehrkraft in der ergotherapeutischen Ausbildung an Berufsfachschulen und Hochschulen, Referentin für verschiedene Bildungsträger und seit 2003 Studienkoordinatorin für den Bachelor-Studiengang Physiotherapie/Ergotherapie an der Alice-Salomon-Fachhochschule in Berlin.

Die vorliegende Arbeit beruht auf der Abschlussarbeit, die im Rahmen des Bachelor-Studiengangs an der Fachhochschule Hildesheim bei Prof. Ulrike Marotzki erstellt wurde.

Kathrin Reichel

Ergotherapie systematisch beschreiben und erklären –

das AOTA Framework als Beitrag zur Systematisierung der deutschen Ergotherapie

Ausgezeichnet mit dem Ergotherapie-Preis 2004

Das Gesundheitsforum

Schulz-Kirchner Verlag

Bibliografische Information Der Deutschen Bibliothek
Die Deutsche Bibliothek verzeichnet diese Publikation in der Deutschen Nationalbibliografie; detaillierte bibliografische Daten sind im Internet über http://dnb.ddb.de abrufbar.

1. Auflage 2005
ISBN 978-3-8248-0382-8
Fachlektorat: Beate Kubny-Lüke
Lektorat: Margit Crönlein
Layout: Susanne Koch
Titelfoto: www.photocase.de
Umschlagentwurf: Werkstudio.werbung und design GmbH, Düsseldorf

Druck und Bindung: Rosch-Buch Druckerei GmbH, Scheßlitz
Printed in Germany

Inhalt

Vorwort

Die zentralen Fragen dieser Arbeit lauten: Was lässt sich als das Gemeinsame bzw. Allgemeine der Ergotherapie beschreiben angesichts der großen Vielfalt ihrer Tätigkeitsfelder, Behandlungsmethoden, Medien und Bezugstheorien? Was ist es, wovon jede Ergotherapeutin und jeder Ergotherapeut sagen könnte: Genau, darin erkenne ich mich mit meinem Wissen und Können wieder.
Deutlich ist, dass die Beantwortung dieser Fragen keine leichte Aufgabe ist. Man kann durchaus argumentieren, dass dies nicht möglich bzw. nicht nötig ist.

Erstens kann man Ergotherapie als rein praktischen Beruf verstehen, der Wissen aus anderen, nämlich wissenschaftlichen Disziplinen anwendet und von deren Erkenntnissen Behandlungsmethoden ableitet. Man kann der Auffassung sein, dass nur dieses anwendungsbezogene und entliehene Wissen beschreibbar ist: Behandlungsverfahren bzw. -methoden und Bezugstheorien. Weiter könnte man argumentieren, dass zwar alle BerufskollegInnen in spezifisch ergotherapeutischen Situationen praktisch handeln und dies ein Gefühl der Gemeinsamkeit vermittle. Dies sei jedoch noch lange kein eigenes, systematisch beschreibbares Wissen. Praktisches Handeln sei nun mal nicht in Worte zu fassen, sondern bestenfalls über seine Methoden beschreibbar.

Zweitens könnte man auf die Spezialisierung der Ergotherapie in die medizinischen Fachbereiche hinein verweisen, wie sie in den 80er- und 90er-Jahren des letzten Jahrhunderts verstärkt und erfolgreich stattgefunden hat. Berufliche Spezialisierung lenkt die Aufmerksamkeit eindeutig auf das Besondere des jeweiligen Tätigkeitsfeldes: Auf das, was in diesen Feldern an interdisziplinärem Wissen und Können systematisch geordnet vorliegt und was gelernt werden muss, um in der Zusammenarbeit mit den anderen Professionen die Aufgaben im Arbeitsfeld erfüllen zu können. Spezialisierung – dies sagt schon das Wort – fordert und fördert zunächst keine vertiefte Auseinandersetzung mit der grundlegenden ergotherapeutischen Perspektive. Dieses Argument ist besonders schwerwiegend, wenn man Ergotherapie mit praktischem Handeln gleichsetzt.

Klar ist erstens, dass praktisches Handeln kategorial etwas anderes ist als in Worte fassbares Wissen. Allerdings – und das ist jeder ErgotherapeutIn geläufig – lässt sich über das Tun reflektieren und Worte dafür finden, was, wie, warum und wofür man etwas mit Klienten gemacht hat. Sind diese Beschreibungen wirklich nur für den jeweiligen Einzelfall gültig bzw. lässt sich, was ErgotherapeutInnen sagen, wirklich reibungslos über Bezugstheorien aufklären?
Möglicherweise haben ErgotherapeutInnen zu dem, woran sie mit ihren Klienten praktisch und gedanklich arbeiten, ja doch systematisch etwas Eigenes zu sagen.

Möglicherweise haben sie theoretische Annahmen aus anderen Disziplinen aufgrund ihrer ergotherapeutischen Perspektive und Problemstellung systematisch transformiert. Möglicherweise ist dieser Gegenstand des ergotherapeutischen Denkens und Handelns anschlussfähig, aber nicht auflösbar in Beschreibungen und Erklärungen anderer Disziplinen. Möglicherweise bedarf dieser ergotherapeutische Gegenstand einer eigenen Systematik.

Klar ist zweitens, dass Spezialisierung und die stetige Aktualisierung von Methodenkompetenz und Fachwissen heute für den dauerhaften Erfolg professionellen Handelns unumgänglich ist. Die Erarbeitung eines geteilten Wissens und gemeinsamer Bezugspunkte mit anderen Professionen macht den Erfolg jeden professionellen Handelns erst wirklich möglich. Allerdings kann hier mit Nachdruck die Frage nach Möglichkeiten und Wegen gestellt werden, wie ErgotherapeutInnen auch den allgemeinen Teil ihrer berufsspezifischen Kompetenz fundiert, differenziert und begründet in Worte fassen und anderen verständlich machen können.
Der Soziologe Rudolf Stichweh beschäftigt sich aus einer systemtheoretischen Perspektive mit der Entstehung von Professionen. Er schreibt in seinem Aufsatz „Professionen in einer funktional differenzierten Gesellschaft" folgenden Satz:

> „Professionen sind ... Berufe eines besonderen Typs. Sie unterscheiden sich dadurch, daß sie die Berufsidee reflexiv handhaben, also das Wissen und das Ethos eines Berufs bewußt kultivieren, kodifizieren, vertexten und damit in die Form einer akademischen Lehrbarkeit überführen. Die reflexive Handhabung der Berufsidee schließt das Wissen um den sozialen Anspruch ein, der sich mit dem jeweiligen Beruf verbindet, und sie bezieht sich insofern auf die jetzt erreichbar gewordenen gesellschaftlichen Positionen und Attribute" (Stichweh, 1996, 51).

Das vorliegende Buch von Kathrin Reichel hat das Reflexiv-Werden der ergotherapeutischen Berufsidee zum Thema. Es stellt einen durchdachten Beitrag auf dem Weg zur Professionalisierung der Ergotherapie dar. Analysiert werden vorhandene und diskutiert werden angemessene Beschreibungsformen für den genuin ergotherapeutischen Beitrag im Rahmen gesundheitsbezogener Dienstleistungen. Schaut man auf das Zitat von Stichweh, kann dieses Buch also mit Recht als Beitrag zur Vermittelbarkeit und Lehrbarkeit professionseigenen Wissens angesehen werden. Es trägt auch dazu bei, die gesellschaftliche Relevanz des professionellen Beitrags der Ergotherapie zu verdeutlichen. Er geht über die Grenzen des medizinischen Modells hinaus in Bereiche der Gesundheitsförderung und Prävention hinein.

Aus vielen Gründen lohnt es sich das vorliegende Buch zu lesen:

- Kathrin Reichel greift die brandaktuelle Debatte um die Frage auf, was Ergotherapie als Beruf eigentlich auszeichnet. Sie diskutiert diese Frage an Gegenständen, mit denen jeder von uns im Berufsleben Erfahrungen gesammelt hat: Ergotherapeutische Ausbildungsinhalte, Fachterminologie und den Aufbau eines bekannten Lehrbuchs. Die Lektüre eignet sich, um den eigenen Standpunkt zu reflektieren.
- Mit der Vorstellung des AOTA Framework, einem Papier zur Ergotherapie vom amerikanischen Berufsverband, der *American Occupational Therapy Association* (AOTA), kann man mit der Autorin Neuland betreten in Beschreibungsformen des eigenen Berufes. Das ist ein sehr lohnendes Unternehmen!
- Kathrin Reichel hat sich die Mühe gemacht, die zentralen Passagen und Graphiken des amerikanischen Papiers zu übersetzen – natürlich mit der Genehmigung des amerikanischen Verbandes. Auch dies ist ein Grund sich dieses Buch nicht entgehen zu lassen.
- Die berufsfremde Leserschaft kann verschiedene Darstellungen Berufsidentität-stiftender Ideen der Ergotherapie kennen lernen und sie mit den eigenen Vorstellungen von Ergotherapie und vom eigenen Beruf vergleichen.

Ich wünsche diesem Buch viele Leserinnen und Leser aus dem ergotherapeutischen und interdisziplinären Berufsfeld. Dieses Buch liefert keine Lösungen, aber Fragen und Antworten auf einem Weg zu einem verstärkten ergotherapeutischen und interdisziplinären Diskurs.

Ulrike Marotzki
Hildesheim im März 2005

Stichweh, Rudolf (1996). Professionen in einer funktional differenzierten Gesellschaft. In: Combe, Arno; Helsper, Werner (Hrsg.). Pädagogische Professionalität. (S. 49-69). Frankfurt a.M.: Suhrkamp.

Einleitung

Im Berufsalltag stehen Ergotherapeutinnen[1] immer wieder vor der Frage: Was ist eigentlich Ergotherapie? In Deutschland würde man auf diese Frage je nach Arbeitsbereich wahrscheinlich unterschiedliche Antworten bekommen. Kerninhalte oder den Gegenstand von Ergotherapie zu beschreiben ist in vielerlei Hinsicht aktuell brisant und relevant. Aus verschiedenen Berufsverständnissen heraus entstehen Probleme in der berufsinternen Verständigung: Ergotherapeutische Arbeitsbereiche sind sehr unterschiedlich und häufig spezialisiert. Fast könnte man meinen, aus grundständig ausgebildeten Ergotherapeutinnen würden sich grundsätzlich „Fachtherapeutinnen" innerhalb eines bestimmten medizinischen Fachgebiets entwickeln. *Die* Ergotherapeutin scheint es nicht zu geben. Es stellt sich die Frage, ob es über den Fachbereich hinausgehend überhaupt noch Gemeinsamkeiten bezüglich der Berufspraxis gibt. Daraus folgen wiederum Fragen für die ergotherapeutische Ausbildung: Was sind Grundlagen der Ergotherapie und Kerninhalte, was Randgebiete des Wissens, die in der Ausbildung vermittelt werden sollen?

Immer wichtiger werden auch berufspolitische Positionierungen: Was ist der originäre Beitrag der Ergotherapie zur Gesundheitsversorgung? Welches sind die Leistungen, die am effektivsten und kompetentesten von Ergotherapeutinnen erbracht werden können? In dieser Arbeit gehe ich der Leitfrage nach, ob und wie der gemeinsame und übergreifende Gegenstand der Ergotherapie über die einzelnen Fachbereiche hinaus erfasst und geordnet werden kann. Dafür werde ich ausgewählte Ansätze zusammenstellen und Möglichkeiten beschreiben, die die Vielfältigkeit von Ergotherapie systematisieren.

Die Beschreibung des Gegenstandes der Ergotherapie mit ihren Begrifflichkeiten und in ihrer Ordnung wird hier als Systematik bzw. Systematisierung bezeichnet. Die verschiedenen Entwicklungslinien der Ergotherapie in Deutschland sollen in Kapitel 1.2.1 zuerst im Hinblick auf ihre Sichtweise und das therapeutische Grundverständnis hin einleitend nachvollzogen werden. Auf diesem Hintergrund und anhand von aktuellen Veröffentlichungen des Berufsverbandes, des aktuellen Ergotherapie-Lehrbuches und des Buches von Beyermann zur Ausbildungsdidaktik werden darauf aufbauend in Kapitel 1.2.2 aktuelle Tendenzen der Systematisierungen der Ergotherapie herausgearbeitet. Dieser deutschen Sichtweise wird ein Dokument des US-amerikanischen Ergotherapie-Verbandes zu Gegenstand und Prozess der Ergotherapie gegenübergestellt, das „Occupational Therapy Practice Framework: Domain and Process" (Kapitel 1.3). Dieses Dokument liegt

---

1 Die überwiegende Mehrheit der Berufsangehörigen ist weiblich. Deshalb wird die Personen- und Funktionsbezeichnung in diesem Buch weiblich formuliert.

in der deutschen Übersetzung bisher nicht vor, daher ist es auch Ziel dieser Arbeit, die Inhalte des Framework zugänglich zu machen[2]. Abschließend werden Gemeinsamkeiten und Unterschiede der beiden Systematisierungsansätze herausgearbeitet (Kapitel 2.1) und bereichernde Aspekte für die Systematisierung der Ergotherapie in Deutschland diskutiert (Kapitel 2.2).

1 Deutsche und US-amerikanische Systematik der Ergotherapie

1.1 Zum Begriff der Systematik in der Ergotherapie

Definition

Eine Systematik bezeichnet nach Brockhaus (1989) die Gliederung eines Stoffes oder Gegenstandsbereiches nach sachlichen oder logischen Zusammenhängen. Systematiken oder Klassifikationen dienen dazu, qualitative Merkmale in eine wohl gefügte Ordnung zu bringen (a.a.O., S. 57) und Teilgebiete in ein System einzuordnen (Duden Fremdwörterbuch, 1982, S. 745). Eine Systematik allgemein kann also als Ordnungssystem definiert werden, das zunächst inhaltsleer ist, solange der Gegenstand nicht bestimmt ist. Eine Systematik oder ein Ordnungssystem erklärt sich demzufolge erst über den Anwendungsbezug.

Zum Systematik-Begriff in dieser Arbeit

Wenn hier von einer Systematik der Ergotherapie und Systematisierung gesprochen wird, so geht es also darum, die Ergotherapie beziehungsweise die ergotherapeutische Tätigkeit in ihren Bestandteilen begrifflich zu erfassen und in eine Ordnung zu bringen. Beyermann (2001) verdeutlicht die Problematik einer solchen berufsspezifischen ergotherapeutischen Systematik:

> „Das auffälligste Kennzeichen der Ergotherapie ist ihre Vielfältigkeit. Ergotherapie kann weder über spezifische Arbeitsfelder noch über spezielle Patientengruppen ein eigenständiges Profil bestimmen. Das Berufsbild weist einen Querschnittcharakter auf. Ergotherapie erscheint als zentrales Medium der Problemlösung (fast) aller nicht-grobmotorischen (Physiotherapie) und nicht-sprachlichen (Logopädie) Probleme im rehabilitativen Feld. [...] Somit ist Ergotherapie heute ein weites und unübersichtliches Terrain" (S. 282f.).

---

2 Eine Arbeitsversion der Übersetzung des Framework-Hauptteils ist im Anhang 6.2 zu finden.

Auch Götsch (2001) erkennt die Notwendigkeit der Entwicklung einer berufsspezifischen Systematik in ihrem Ausbildungskonzept (S. 147). Sie siedelt Ergotherapie an der Schnittstelle zwischen den Bezugswissenschaften Medizin und Sozialwissenschaften an und fordert von dem Beruf den „kritischen Transfer von Wissen aus diesen Bereichen in eine berufseigene Systematik" (a.a.O.). Ziel von Systematisierung ist, die von Beyermann genannte Unübersichtlichkeit (s.o.) in einem Ordnungssystem zu erfassen. Insofern trägt Systematisierung immer auch zur Theoriebildung bei.

Systematik und Theorie

Eine Systematik kann Teil einer Theorie sein. Laut Duden (1982) ist eine Theorie ein „System wissenschaftlich begründeter Aussagen zur Erklärung bestimmter Tatsachen od. Erscheinungen u. der ihnen zugrunde liegenden Gesetzmäßigkeiten" (S. 760). Insofern ordnet sie nicht nur (wie eine Systematik), sondern liefert zusätzlich Erklärungen für bestimmte Erscheinungen und bildet den übergreifenden Rahmen. Theorie wird nach Brockhaus (1989) definiert als „umfassende wissenschaftliche Lehre zur einheitlichen Erklärung eines Phänomenbereichs mit dem Ziel einer systematischen Ordnung zusammengehöriger Gegenstände" (S. 174).

Systematik und angrenzende Themen

Für eine Annäherung an eine Systematik der Ergotherapie ist es hilfreich, das Verhältnis zu folgenden Begriffen zu klären: Theorie der Ergotherapie, ergotherapeutische Praxismodelle[3], Berufsprofil und -identität, berufliches Selbstverständnis und Terminologie.

Was Uexküll und Wesiack (1998, S. 3) für die Medizin bemerken, kann auch für die Ergotherapie gelten: Dass Theorien die Praxis bestimmen und nicht umgekehrt. „All unsere Wahrnehmungen sind durch ein Vorwissen, eine wie immer geartete ‚Theorie' mitgestaltet, so daß ... unsere Theorien bestimmen, was wir sehen und beschreiben" (Uexküll & Wesiack, 1998, S. 7). Ergotherapie als wissenschaftliche Disziplin einschließlich dazugehöriger Theorie existiert allerdings in Deutschland nicht. Die Ergotherapie bedient sich verschiedener Theorien und Erkenntnissen aus angrenzenden Disziplinen, wie z.B. der Psychologie und Medizin. An dieser Stelle treffen wir auf das Paradoxon, dass zwar keine spezifische professionelle Theorie der Ergotherapie formuliert ist, die ergotherapeutische Praxis aber dennoch durchdrungen ist von Theorien: Z.B. von Theorien der Psychoanalyse, aktuellen Erkenntnissen der neurophysiologischen Forschung als

3 Auch als konzeptionelle Modelle bezeichnet. In der ergotherapeutischen Literatur wird der Begriff Modell vielfältig benutzt und unterschiedlich besetzt. Zum Begriff Modell in der Ergotherapie vgl. Fischer, 2002, S. 21ff.

Behandlungsansätze wie Bobath und Perfetti sowie behavioristische Theorien, die verhaltenstherapeutischen Trainingsansätzen zugrunde liegen. Die (interdisziplinäre) Vielfalt der in der Ergotherapie zum Einsatz kommenden Theorien hat möglicherweise auch dazu geführt, dass eine übergreifende berufseigene Systematik nicht entwickelt wurde.

Systematik und ergotherapeutische Praxismodelle

Als einen Aspekt ergotherapeutischer Praxismodelle bezeichnet Marotzki (2002) deren „entscheidenden Beitrag zu einer übergreifenden Systematisierung von Wissensbereichen, die für die Ergotherapie von Bedeutung sind" (S. 14). Allerdings können Praxismodelle einer Systematik nicht gleichgesetzt werden, sie dienen der Reduktion der Komplexität im Arbeitsalltag von Ergotherapeutinnen, um konkrete Probleme der Praxis besser erklären zu können (vgl. Marotzki, 2000, S. 67). Ergotherapeutische Praxismodelle haben also gegenüber einer Systematik vielmehr den Schwerpunkt, Sachverhalte in Muster zu fassen und damit Zusammenhänge darzustellen, während eine Systematik einen Gegenstand ordnet und nicht primär Zusammenhänge erklärt.

Systematik und Berufsprofil bzw. berufliche Identität

Eine berufseigene Systematik kann einen Beitrag zum Berufsprofil und zur beruflichen Identität darstellen, insofern, als sie deutlich macht, was Kern- beziehungsweise Randbereiche der Berufsausübung sind. Selbstverständnis und Gegenstandsverständnis hängen eng zusammen. Mit Gegenstandsverständnis ist hier dasjenige Verständnis gemeint, was im Rahmen der verschiedenen Institutionen im Mittelpunkt der beruflichen Arbeit stehen sollte.

Nach Marotzki und Hack (1999, S. 184f.) entwickelt sich das professionelle Selbstverständnis eines Berufs einerseits mit dem spezifischen Auftrag der Gesellschaft und andererseits über ein berufsinternes Gegenstandsverständnis, dem Verständnis des beruflichen Auftrages und der Aufgabendifferenzierungen innerhalb der Berufsgruppe. In Bezug auf die Ergotherapie würden diese berufsinternen Aufgabendifferenzierungen und Abgrenzungen gegenüber anderen Berufsgruppen aber auch Konfliktpotenziale bergen, die mit dem beruflichen Selbstverständnis in Zusammenhang stünden (a.a.O.). Beispielsweise können Ergotherapeutinnen über die Spezialisierung auf bestimmte Behandlungsmethoden, wie Sensorische Integrationstherapie, gestaltungstherapeutische Arbeitsansätze, Führung nach Affolter oder Schienenbau in der Handtherapie sehr unterschiedliche Berufsverständnisse ausbilden. Einen Konsens darüber, was der berufliche Auftrag von Ergotherapie ist und welches ihre Kompetenzbereiche sind, ist nicht einfach herzustellen. Dies bildet ein berufsinternes Konfliktpotenzial, das die Zusammenarbeit mit anderen Berufsgruppen sowie eine Profilierung und Abgrenzungen gegenüber diesen erschweren kann.

Schewior-Popp (1999) untersucht vergleichend den Professionalisierungsprozess von Ergotherapie und Krankengymnastik. Sie sieht in diesen Konfliktpotenzialen (s.o.) die Gefahr der berufsinternen Zersplitterung. Zum beruflichen Selbstverständnis der Ergotherapie folgert sie, dass es (zur Vermeidung der berufsinternen Zersplitterung) wichtig sei, nicht Kompetenzbereiche abzuschotten, sondern berufsinterne Handlungslogiken zu entwickeln (S. 167). Insofern ist das Zusammentragen der verschiedenen Ordnungen oder Systematisierungen von Ergotherapie, wie sie hier genannt werden, ein Beitrag zur Förderung eines gemeinsamen berufsinternen Gegenstandsverständnisses und gemeinsamen professionellen Selbstverständnisses.

Systematik und Terminologie

Eine Systematik ist mehr als eine berufsspezifische Terminologie. Eine Terminologie ordnet in der Regel nicht Begrifflichkeiten einander zu und stellt keine Bezüge zwischen ihnen her. Eine Terminologie kann aber Bestandteil einer Systematik sein (siehe 1.3 zur US-amerikanischen Systematik).

Eine Systematik der Ergotherapie soll also als Ordnung beziehungsweise übergeordnetes Gliederungssystem der Ergotherapie verstanden werden. An dieser Stelle stellen sich zwei Fragen: Was ist der Gegenstand der Ergotherapie in Deutschland? Wie kann dieser Gegenstand sachlich gegliedert und logisch geordnet werden?

Die Gegenstandsbestimmung sowie die Bestimmung der eigenen Begriffe sind konstituierende Elemente einer wissenschaftlichen Disziplin. Zum Gegenstand einer ergotherapeutischen Disziplin schreibt Beyermann (2001):

> „Es können weder die grundsätzlichen Ansprüche der Medizin den Gegenstand Krankheit zu behandeln, noch der Sozialwissenschaften den Gegenstand Individuum und Gesellschaft zu erforschen, ignoriert werden. Doch ist das Argument richtig, dass weder die Medizin noch die Sozialwissenschaften den Gegenstand der Ergotherapie behandeln." (a.a.O., S. 326f.)

Beyermann (2001, S. 327) positioniert den ergotherapeutischen Zuständigkeitsbereich und Gegenstand auf der Ebene der Folgeerscheinungen von Gesundheitsstörungen im Sinne der „International Classification of Functioning, Disability and Health" (ICF)[4]. Beispielhaft für den Beitrag von ergotherapeutischen Modellen zur

---

4 Die ICF gehört zu der von der Weltgesundheitsorganisation (WHO) entwickelten „Familie" von Klassifikationen verschiedener Aspekte von Gesundheit. In der ICF sind die mit einem Gesundheitsproblem verbundene Funktionsfähigkeit und Behinderung klassifiziert. Gesundheitsprobleme (Krankheiten, Gesundheitsstörungen, Verletzungen usw.) werden hauptsächlich in der „International Statistical Classification of Diseases and Related Health Problems, Tenth Version" (ICD-10) klassifiziert.

Theoriebildung erläutert sie das BIELER MODELL (Béguin et al., 2002)[5]. Es geht induktiv vor und versucht, für die Ergotherapie relevantes Wissen zu systematisieren. Das MODEL OF HUMAN OCCUPATION (MOHO) von Kielhofner hingegen formuliert deduktiv eine spezifische ergotherapeutische Sichtweise (a.a.O., S. 328). Dadurch, dass ergotherapeutische Modelle einen professionseigenen Blick und ein Grundverständnis ausdrücken, liefern sie zugleich einen Beitrag zur Gegenstandsbestimmung der Ergotherapie. Diese Bestimmung eines Gegenstandes wiederum ist wie einleitend beschrieben Grundlage einer Systematik oder eines Ordnungssystems.

1.2 Systematisierungen der Ergotherapie in Deutschland

Eine übergreifende berufsspezifische Systematisierung der Ergotherapie gibt es für Deutschland bisher nicht. Zwar liegen verschiedene Ansätze vor, die Ergotherapie z.B. anhand von Behandlungsverfahren, in Anlehnung an medizinische Fachbereiche oder therapeutische Zielbereiche versuchen zu klassifizieren. All diesen Ansätzen ist jedoch gemeinsam, dass sie den ergotherapeutischen Gegenstandsbereich nicht vollständig zu erfassen vermögen. Diese Ansätze der Systematisierung haben sich historisch entwickelt und bestehen nebeneinander. Eine deutsche Diskussion über ein Gegenstandsverständnis und dessen Systematik findet sich weder in Fachzeitschriften noch auf ergotherapeutischen Fachtagungen oder in webbasierten Diskussionsforen. Vermutlich hängt dies v.a. damit zusammen, dass Ergotherapeutinnen in Deutschland sich bis auf wenige Ausnahmen als Praktikerinnen verstehen. Dementsprechend ist die Beteiligung an der Auseinandersetzung mit theoretischen Themen relativ gering. Die zunehmende Zahl der Absolventinnen und Absolventen des Studienfachs Ergotherapie wird dies womöglich verändern.

1.2.1 Historische Entwicklungen und Systematisierungen von Ergotherapie in Deutschland[6]

Über die fast fünfzigjährige Geschichte der Ergotherapie[7] in Deutschland findet sich wenig Literatur. Die folgenden Ausführungen beziehen sich hauptsächlich auf

---

5 Das BIELER MODELL wurde an der Ergotherapieschule Biel (Schweiz) entwickelt.

6 Dieser einleitende historische Teil bietet keine vollständige eigene Analyse des historischen Materials zur Entwicklung der Ergotherapie in Deutschland. Es sollen vielmehr Entwicklungstendenzen des Gegenstandsverständnisses von Ergotherapie und dessen bisheriger Systematisierung zusammengefasst werden.

7 Innerhalb der Geschichte des Berufes änderte sich die Berufsbezeichnung in der Bundesrepublik. Anfänglich als „Beschäftigungstherapie" bezeichnet, wurde sie 1977 auf „Beschäftigungs- und Arbeitstherapie" erweitert und 1999 offiziell in Ergotherapie umbenannt. In der DDR hingegen galt von Beginn an die Bezeichnung „Arbeitstherapie", die bis 1991 beibehalten wurde.

Beyermann, Schewior-Popp, Marotzki und den geschichtlichen Teil aus verschiedenen Lehrbüchern (Jentschura & Janz, 1979; Presber & de Nève, 1997; Scheepers, Steding-Albrecht & Jehn, 2000). Beyermann (2001) hat unter Fragestellungen der Ausbildungsdidaktik die Entwicklung der Berufspraxis beschrieben, Schewior-Popp (1999) vergleicht in ihrer Studie die Professionalisierungsbestrebungen der Krankengymnastik und der Ergotherapie, Kubny-Lüke (2000) gibt in einem aktuellen Lehrbuch der Ergotherapie einen kurzen geschichtlichen Überblick, und Marotzki (2004) fasst frühere und gegenwärtige professionelle Konzeptionen von Ergotherapie zusammen.

Das Berufsbild und die Berufsbezeichnung „Beschäftigungs- und Arbeitstherapeut" gehen laut Beyermann auf amerikanische und englische Vorbilder in den Anfängen des 20. Jahrhunderts zurück (2001, S. 271). Sie merkt an dieser Stelle zu Recht an, dass die Mehrdeutigkeit der englischsprachigen Berufsbezeichnung *occupational therapist* kaum ins Deutsche zu übertragen sei. Erst in den Neunzigerjahren wurde die von der „World Federation of Occupational Therapists" (WFOT) empfohlene offenere Berufsbezeichnung „Ergotherapeut" in Deutschland gesetzlich eingeführt.

Vorprofessionelle Konzeptionen in Deutschland bis 1945

Schon vor 1945 wurden Arbeit und Tätigkeit für chronisch Kranke v.a. in psychiatrischen Institutionen und später in Tuberkulose-Heilanstalten in Deutschland eingesetzt. Inhaltlich standen dabei unterschiedliche Aspekte im Vordergrund: In der Bewegung des MORAL TREATMENT im ausgehenden 19. Jahrhundert in Europa und den USA sollte Arbeit als Mittel der Therapie einerseits von „krankhaften Ideen" ablenken, andererseits das Verhalten in gesunde und akzeptierte Bahnen lenken (Marotzki, 2004, S. 18). Eine sinnvolle Strukturierung durch einen Wechsel von Arbeit, Ruhe und Muße wurde dabei berücksichtigt (a.a.O., S. 22). Grundanliegen der ARTS AND CRAFTS BEWEGUNG um die Jahrhundertwende in Großbritannien und den USA war es, eine alternative Lebensform zur aufkommenden Konsumgesellschaft aufrechtzuerhalten sowie die Verwirklichung des Menschen in seinen Betätigungen und Erzeugnissen zu gewährleisten. Der individuelle biografische Bezug zum Produkt oder Transfer in vorhandene Lebens- und Arbeitszusammenhänge spielte dabei keine Rolle (a.a.O., S.25). Das so genannte HABIT-TRAINING bezeichnet Marotzki schon als frühe professionelle Konzeption von Ergotherapie, da es erstmals für notwendig gehalten wurde, dass Anleiter sich fortbilden (a.a.O., S. 34). Das HABIT-TRAINING beinhaltete ein stufenweises Wieder-Heranführen an Betätigungen.

In Deutschland führte der Psychiater Herman Simon in Gütersloh in den 20er-Jahren eine so genannte Arbeitstherapie ein. Schwerpunkt war ein pädagogisch ausgerichteter Ansatz einer aktiven Therapie mit dem Ziel, durch Übung, Gewöhnung, Anpassung und Sanktionen das soziale Verhalten der Patienten zu beeinflussen. Individuelle und an der Biografie des Einzelnen orientierte Entwicklungen hatten bei diesem Ansatz allerdings keinen Raum (vgl. Kubny-Lüke, 2000, S. 3). Diese beruflichen Vorläufer von Ergotherapie hatten die Grundannahme gemein, dass Gesundheit durch nützliche, sinnvolle und entspannende Betätigung in einem ganzheitlichen Sinne positiv zu beeinflussen sei. Der Blickwinkel, unter dem Wirkungen von Arbeit und Betätigungen betrachtet wurden, bezog sich also auf den gesamten Mensch und nicht auf einzelne Körperfunktionen.

Entwicklung in der DDR

Nach dem Zweiten Weltkrieg zeichneten sich in den Nachkriegs-Besatzungszonen und später in den beiden deutschen Staaten unterschiedliche Berufsentwicklungen ab, die weitestgehend getrennt voneinander verliefen. Über die Berufsentwicklung in der DDR findet sich sehr wenig Material. Spätestens seit dem Mauerbau 1961 war die Berufsgruppe in der DDR immer mehr von der Teilnahme am medizinischen Fortschritt und Entwicklungen in Nicht-Ostblock Ländern abgeschnitten (de Nève, 1997, S. 8f.). Bis zur Wiedervereinigung 1990 gab es in der DDR ausschließlich die Berufsbezeichnung „Arbeitstherapeut". Bis 1980 war dies jedoch kein eigenständiger Beruf, sondern als Weiterbildung Physiotherapeuten und Pflegepersonal vorbehalten. Danach wurde ein Direktstudium für die Fachrichtung Arbeitstherapie an zwei medizinischen Fachschulen durchgeführt (Miesen, 2000, S. 16f.).

Inhaltlich orientierte sich die Arbeitstherapie in der DDR bis 1958 zunächst an den Vorstellungen von Herman Simon (s.o.) (Miesen a.a.O.). Den wenigen vorhandenen Quellen nach zu urteilen entwickelte sich die Arbeitstherapie vor allem innerhalb der medizinischen Subdisziplinen, wie z.B. der Psychiatrie, der Chirurgie und der Orthopädie. Demnach war die Arbeitstherapie vorwiegend „motorisch-funktionell" ausgerichtet (Presber & de Nève, 1997, S. 8 und Miesen, 2001, S. 17). Die Behandlung von Kindern gehörte nicht zu den Aufgaben des Arbeitstherapeuten in der DDR (de Néve, 1997, S. 8f)[8]. Der Schwerpunkt habe eindeutig im arbeitstherapeutischen und funktionellen Bereich gelegen (Miesen, 2001, S. 17).

Die Entwicklung eines beruflichen Selbstverständnisses und einer Systematik in den Jahren 1950 bis 1990 in der DDR ist also trotz aller Gemeinsamkeiten deutlich von der in der Bundesrepublik abzugrenzen. Schon von der Bezeichnung „Arbeitstherapie" her lag der Schwerpunkt auf Arbeit und nicht auf Beschäftigung

8 Die Betreuung erfolgte demnach durch Physiotherapeuten und Pädagogen. Miesen (2001, S. 17) dagegen stellt fest, dass in der DDR im Fachbereich der Pädiatrie der Beruf des Rehabilitationspädagogen angesiedelt war.

allgemein wie in der Bundesrepublik. Laut Miesen (2000, S. 17) ist vor diesem Hintergrund das 1990 erstmals in Berlin aufgelegte Lehrbuch „Ergotherapie – Grundlagen und Techniken" (Presber & de Néve, 1997) eher als eine Darstellung der Sicht- und Arbeitsweisen der Arbeitstherapie der vorangegangenen Jahre in der DDR zu sehen. Darin werden vier Formen der Ergotherapie unterschieden: Funktionelle Ergotherapie, Selbstständigkeitstraining, berufsvorbereitende Ergotherapie und Beschäftigungstherapie. Dieser Systematisierungsversuch ist nur retrospektiv verständlich. Zwar ist es nicht unüblich, die neue und alte Bezeichnung „Ergotherapie" und „Beschäftigungs- und Arbeitstherapie" synonym zu verwenden. Eine Charakterisierung der Beschäftigungstherapie als „eine ergotherapeutische Behandlungsform *ohne vordergründig produktiven Charakter*" (Presber, 1997, S. 98), die als Vorstufe der Ergotherapie vor allem der Funktionsverbesserung diene, ist aber inhaltlich nicht mehr nachvollziehbar. Diese Perspektive, nach der auch das Lehrbuch gegliedert ist, spiegelt vielmehr die funktionelle Ausrichtung der Arbeitstherapie in der DDR wider. Arbeit wird als Inhalt der Ergotherapie definiert (Presber & de Néve, 1997, S. 85ff.) und ausschließlich als das zentrale und kennzeichnende Mittel der Ergotherapie betrachtet (Presber & de Néve, 1997, S. 87ff.). Ergotherapie wird konsequenterweise, der funktionellen Perspektive folgend, anhand von Erkrankungen und Schädigungen und nach medizinischen Subdisziplinen in Anlehnung an die Medizin dargestellt: Ergotherapie bei Schäden des Bewegungsapparates, bei Schädigungen der oberen Extremität, bei rheumatischen Erkrankungen, bei degenerativen Erkrankungen des Stützapparates, bei Amputationen von Gliedmaßen, bei Missbildungen der Extremitäten, bei Herz-Kreislauf-Erkrankungen, in der Psychiatrie, in der Geriatrie und bei Querschnittslähmung. Allerdings ist auch diese Systematik in sich nicht konsistent und unvollständig, da einerseits nach Erkrankungen und Schädigungen, andererseits nach medizinischen Subdisziplinen kategorisiert wird.

Entwicklung in der Bundesrepublik

In der Bundesrepublik fand parallel eine andere Entwicklung statt. Nach dem Zweiten Weltkrieg bestand auch hier ein großer Bedarf an der Versorgung und Rehabilitation Kriegsversehrter. So wurden auf Initiative des britischen Roten Kreuzes Beschäftigungstherapie-Lehrgänge eingeführt (Kubny-Lüke, 2000, S. 4). In dieser Zeit begann, wie in der DDR und vorher im angelsächsischen Raum auch (Schewior-Popp, 1999, S. 106), der vorrangig funktionelle Einsatz des Handwerks und anderer Betätigungen v.a. in der Rehabilitation (Beyermann, 2001, S. 326). Der Schwerpunkt der Beschäftigungstherapie lag auf akuten und rehabilitativen Aufgabengebieten. Das brachte mit sich, dass in der Folge Funktionsübungen (der vorprofessionellen Therapiekonzeptionen, s.o.) den ablenkenden, sinnvollen, Interesse weckenden Betätigungen übergeordnet wurden (Marotzki, 2004, S. 22). Im einzigen, dreimal aufgelegten Lehrbuch dieser Jahre

(Jentschura & Janz, 1979a und b) findet sich diese Differenzierung wieder: An verschiedenen Stellen wird unterschieden in einerseits „gezielte", „adaptierende" oder „funktionelle" Beschäftigungstherapie (z.B. Jentschura & Janz, 1979a, S. 195) und andererseits in „allgemeine, ablenkende Beschäftigungstherapie" (a.a.O., S. 31). Diese Sichtweise blieb für einen Teil der Berufsangehörigen noch bis Anfang der Neunzigerjahre bestehen. So baut das erstmals 1990 erschienene Buch „Kurzanalyse ergotherapeutischer Behandlungstechniken" (Roggmann, 1997) vollständig auf einer funktionellen Sichtweise von Ergotherapie auf und verortet den Schwerpunkt von Ergotherapie „auf einer gezielt funktionellen Therapie" (a.a.O., S. 7). Thema sind verschiedene Handwerkstechniken, die auf ihren funktionellen Einsatz in der Therapie hin analysiert werden. Ein individuelles Bedeutungselement von Tätigkeiten wird an keiner Stelle besprochen, pädagogische oder soziale Ziele gelten hier als zweitrangig gegenüber medizinischen Ansprüchen (a.a.O., S. 7).

In diesem Zusammenhang spricht Roggmann von „alten" und „neuen" Zielsetzungen. Handwerkstechniken oder Spiele seien in der Ergotherapie niemals Selbstzweck oder Sinnerfüllung, sondern dienten den Therapeutinnen ausschließlich als Therapiemittel (a.a.O., S. 138). Roggmann sieht die Ergotherapie als Teil der physikalischen Therapie (a.a.O., S. 165) und in starker Nähe zur Medizin. Die Grundannahme der Vorläufer (MORAL TREATMENT, ARTS AND CRAFTS MOVEMENT, HABIT-TRAINING, Arbeitstherapie), Betätigungen in ihrer Gesamtwirkung auf den Menschen therapeutisch einzusetzen, trat in dieser beruflichen Entwicklungsphase (der Funktionalisierung von Tätigkeiten) in den Hintergrund. Demgegenüber wurde eine hypothetisch-deduktive Vorgehensweise für die Befunderhebung und Therapieplanung der Ergotherapie in Anlehnung an die Vorgehensweise der Medizin hinzugewonnen (Marotzki, 2004, S. 22). Beyermann (2001) fasst diese beiden Ausrichtungen der Ergotherapie so zusammen:

> „Die Ergotherapie war in ihren Anfängen u.a. ein therapeutisches Angebot für zurückgekehrte Kriegsteilnehmer, die beruflich und sozial integriert werden sollten. Auf dem Hintergrund der Kriegsverletzungen handelte es sich häufig um motorisch-funktionelle Therapien im orthopädischen bzw. chirurgischen Feld. Gleichzeitig war sie eine Methode zur Beschäftigung/ Behandlung chronisch bzw. langfristig Erkrankter: Tuberkulosekranke, geistig Behinderte und psychisch Kranke." (S. 276)

Die ersten Jahre der Verberuflichung der Ergotherapie in der Bundesrepublik waren außerdem geprägt von Auseinandersetzungen um die Etablierung als eigenständiger Therapieberuf. Zum einen wurde in den 50er-Jahren auf Bundesebene entschieden, dass die Schaffung eines selbstständigen Berufes der Beschäftigungstherapie nicht erwünscht sei (Schewior-Popp, 1999, S. 121). Beschäftigungstherapie wurde vom Gesetzgeber als Teil der Krankengymnastik

betrachtet. Zum anderen spiegelten Diskussionen um die Bezeichnung „Beschäftigungstherapie“ oder „Beschäftigungs- und Arbeitstherapie“ oder „Ergotherapie“[9] unterschiedliche Berufsverständnisse wider (Schewior-Popp, 1999, S. 113ff.). Die Bezeichnung wurde 1976 mit dem „Gesetz über den Beruf des Beschäftigungs- und Arbeitstherapeuten“ bundeseinheitlich geregelt.
In Anlehnung an Weiterentwicklungen in der Medizin fand seit den 80er-Jahren eine weitere „Methodisierung“ der Ergotherapie in der Bundesrepublik statt (Beyermann, 2001, S. 277f.). Gemeint ist damit der Einsatz nicht-handwerklicher Methoden, wie z.B. Behandlungsmethoden nach Bobath, Affolter, Gesprächstherapie und Sensorische Integrationstherapie. Marotzki (2004, S. 32ff.) beschreibt die Entwicklung ähnlich. Sie setzt diese Phase schon in den 70er-Jahren an und fasst die Arbeitsweisen als „funktionell orientierte therapeutische Konzeptionen“ (a.a.O.) zusammen. In den verschiedenen ergotherapeutischen Arbeitsfeldern eröffneten diese nicht-handwerklichen Methoden eine neue Spezialisierungs- und damit auch Identifikationsmöglichkeit, z.B. als Bobath- oder Kunsttherapeutin.

Ergotherapie in Deutschland seit 1990

Seit Anfang der 90er-Jahre hat sich die Ergotherapie v.a. in den neuen Bundesländern auch aufgrund von Umschulungsmaßnahmen und dadurch zahlreichen neu gegründeten Ausbildungsstätten stark verbreitet. Seit Mitte der 90er-Jahre finden lebens- und arbeitsweltbezogene Konzeptionen aus dem angelsächsischen Raum auch Eingang in die deutsche Berufspraxis in Form von ergotherapeutischen Denkmodellen, wie z.B. das CANADIAN MODEL OF OCCUPATIONAL PERFORMANCE (CMOP) und das MODEL OF HUMAN OCCUPATION (MOHO) von Kielhofner. Diese Denkmodelle beinhalten klientenzentrierte und systemorientierte Sichtweisen und integrieren funktionell orientierte therapeutische Behandlungsmethoden in den therapeutischen Prozess. Sie sind seit dem 1. Juli 2000 auch Bestandteil der „Ausbildungs- und Prüfungsverordnung für Ergotherapeutinnen und Ergotherapeuten“ (APrV)[10], wie jetzt die offizielle Berufsbezeichnung lautet.

Diese Modelle sind im Ausland im Zusammenhang mit Forschung und Professionalisierung der Ergotherapie entstanden. Inwieweit sich die deutsche Berufspraxis und das Berufsverständnis durch diese Einflüsse verändern werden, ist zurzeit noch nicht abzusehen. Marotzki (2004, S. 48) macht in diesem Zusammenhang auch auf das hohe und vielfältige Konfliktpotenzial aufmerksam, das mit der Umsetzung dieser therapeutischen Konzeptionen verbunden sein kann. Bei-

---

9 Ergotherapie entstand in Anlehnung an eine umfassende Übertragung des angloamerikanischen Begriffs occupation mit Bezugnahme auf den griechischen Wortstamm. Das altgriechische Wort „ergon“ bedeutet Werk, Tat, Unternehmung, Handlung, Verrichtung der Seele und des Körpers, Schöpfung, Kunstwerk und Leistung (Beyermann, 2001, S. 272).

10 Die Ausbildungs- und Prüfungsverordnung für Ergotherapeutinnen und Ergotherapeuten vom 2. August 1999 trat am 1. Juli 2000 in Kraft.

spielsweise steht die klientenzentrierte Sichtweise einiger Modelle, d.h. eine konsequente Orientierung an den Zielen der Klientin oder des Klienten, oftmals im Widerspruch zu einer institutionszentrierten Sichtweise und Rahmenbedingungen (d.h. der Klient bzw. die Klientin muss in die Zielgruppe der Institution passen und sich in deren Ablauf integrieren). Sowohl an die Therapeutin als auch an die Klientin oder den Klienten werden dadurch hohe Anforderungen gestellt, da gewohntes Rollenverhalten verändert werden muss.

Aus den dargestellten Phasen der Berufsentwicklung wird deutlich, dass die Ergotherapie in den fast fünfzig Jahren ihrer Existenz in Deutschland Entwicklungen in verschiedene Richtungen vollzogen hat. Beyermann (2001, S. 278f.) diagnostiziert rückblickend, dass kaum Kapazitäten bestanden haben, die knapp fünfzigjährige expansive Entwicklung der Ergotherapie in der Bundesrepublik theoretisch zu begleiten, zu fundieren oder aufzuarbeiten. Das Berufsbild sei historisch gewachsen und nicht theoretisch abgeleitet.

Zusammenfassend lassen sich für die Ergotherapie in Deutschland mindestens zwei große Entwicklungslinien nachvollziehen (vgl. Marotzki, 2004, S. 29): Einmal eine Ergotherapie-spezifische, die eine ganzheitliche Wirkung von handwerklichen Betätigungen in den Mittelpunkt stellt, zum anderen (organ-)funktionell orientierte therapeutische Konzepte in Anlehnung an die Medizin und deren Systematik. Diese beiden großen Entwicklungslinien lassen sich in aktuellen Tendenzen von ergotherapeutischen Systematiken in Deutschland wiederfinden. In Bezug auf den zu systematisierenden Gegenstand der Ergotherapie bedeutet dies, dass sich ein normativer Aktivitätsbegriff (funktionelle Sichtweise) und ein subjektiver Betätigungsbegriff (ganzheitliche, phänomenologische Sichtweise) in den unterschiedlichen vorprofessionellen und professionellen Konzeptionen gegenüberstehen.

1.2.2 Aktuelle Systematisierungsansätze der Ergotherapie in Deutschland

Beyermann (2001) leitet aus dem historischen Rückblick auf die Entwicklung der Ergotherapie in Deutschland folgende Problematik ab:

> „Berufssoziologisch betrachtet setzen sich die heute beruflich Tätigen aus Vertretern aller Phasen dieser beruflichen Entwicklung zusammen. Sie haben im Rahmen ihrer beruflichen Sozialisation sehr unterschiedliche Berufsbilder und Berufsverständnisse entwickelt. ‚Den' Ergotherapeuten gibt es nicht. Das Verständnis von Ergotherapie ist immer durch die jeweilige berufliche Generation sowie den spezifischen Arbeitsbereich geprägt. Dies beinhaltet natürlich gewisse Probleme, einen Konsens über ein einheitliches Berufsbild zu entwickeln". (S. 279)

Ebenso verhält es sich mit einem Konsens über einen gemeinsamen Gegenstand und dessen Systematisierung. Konkret stellt sich die Frage, welches Verständnis von Handeln, Tätigkeit und Aktivität Ergotherapeutinnen haben und welchen Stellenwert dies in der Ergotherapie in Deutschland einnimmt. In diesem Spannungsfeld unterschiedlicher Selbst- und Gegenstandsverständnisse bewegen sich die aktuellen Systematisierungsansätze von Ergotherapie im folgenden Teil.

Berufsgruppenprofil des Berufsverbandes

Die berufsständische Vertretung der Berufsangehörigen in Deutschland, der Deutsche Verband der Ergotherapeuten (DVE), beauftragte aus dieser Situation heraus Anfang 2001 eine Projektgruppe, sich mit der Erstellung eines Berufsprofils für die Ergotherapie in Deutschland zu befassen, denn: „Eine allgemeine Beschreibung des Berufs Ergotherapie, die Gültigkeit für alle Berufsausübenden der Ergotherapie hat, liegt derzeit in seiner Gesamtfassung noch nicht vor." (Bühler, Hack, Miesen und Priebe, 2001, S. 19). Der Verband hielt es aufgrund der gesellschaftlichen Veränderungen und der Professionalisierungsbestrebungen für „ratsam, den Berufsangehörigen eine grundlegende und übergreifende Orientierung, [...], zu geben" (a.a.O.). Das Arbeitsergebnis dieser Projektgruppe wurde 2004 unter dem Titel „Berufsprofil Ergotherapie 2004" (DVE, 2004) veröffentlicht. Das Berufsprofil ist in 4 Teile unterteilt. Einen Überblick über die Gliederung des Buches gibt Abb. 1.

Im Teil B „Kontext des ergotherapeutischen Handelns" soll nach der Erläuterung der Bezugswissenschaften unter „4.5 Ergotherapie" deren eigener Wissensbeitrag dargestellt werden (a.a.O., S. 101). Tatsächlich wird eine Struktur für ergotherapeutische Theorieentwicklung vorgeschlagen, die auf Ausführungen der britischen Ergotherapeutin Hagedorn basiert (DVE, 2004, S. 101f.), jedoch kein Inhalt. Beyermann folgend, werden zwei Ansätze für eine mögliche theoretische Basis für die Ergotherapie genannt: „Zum einen das Bemühen, die Ergotherapie anhand des ‚Hauptwirkfaktors Betätigung' zu beschreiben, zu erklären und weiterzuentwickeln. Zum anderen, den Versuch, Ergotherapie anhand eines Systemmodells menschlicher Betätigungen zu systematisieren und zu legitimieren." (a.a.O., S. 106).

Im Teil C heißt es unter „1 Begriffsbestimmung": „Der Gegenstand unserer Leistungen ist der Einsatz von Betätigung als therapeutisches Mittel." (a.a.O., S. 155). Inhaltlich wird für Betätigung die Definition des Begriffes „occupation" kanadischer Autorinnen (Law et al.) übernommen. Inwiefern dieses Begriffs- und Gegenstandsverständnis auch dasjenige der Ergotherapie in Deutschland trifft und hier verwurzelt ist, bleibt an dieser Stelle offen und fraglich, da anzunehmen ist, dass bisher wenige Kolleginnen am Diskurs in der internationalen ergotherapeutischen Literatur teilgenommen haben. 2004 konstituierte sich eine nachfolgende DVE-Projektgruppe in ähnlicher personeller Besetzung zur Weiterentwicklung des Berufsprofils. Die Ergebnisse bleiben abzuwarten.

A Einführung
1 Informationen zum Projekt Berufsprofil, 2 Intention dieses Berufsprofils

B Kontext des ergotherapeutischen Handelns
1 Die berufliche Entwicklung, 2 Rechtlicher Kontext, 3 Ausbildung,
4 Theoretische Grundlagen, 5 Menschenbild, 6 Ethische Erwägungen

C Systematik des ergotherapeutischen Handelns
1 Begriffsbestimmung Ergotherapie, 2 Die ICF in der deutschen Ergotherapie,
3 Der ergotherapeutische Prozess, 4 Qualifikationsanforderungen an die Ergotherapie

D Qualitätssicherung in Berufspraxis und Ausbildung
1 Modelle der Qualitätssicherung, 2 Qualitätsmanagement-Konzepte für ergotherapeutische Praxen, 3 Qualitätsmanagement im Krankenhaus, 4 QM-Konzepte im Vergleich

Abbildung 1: Inhaltsverzeichnis aus „Berufsprofil Ergotherapie 2004" (DVE 2004) bis zur zweiten Gliederungsebene.

Klassifikationen der Ergotherapie nach Beyermann

Beyermann (1999, S. 24ff.) geht der Frage der „Wissenschaftsfähigkeit" der Ergotherapie nach und versucht in diesem Zusammenhang, sie in ihrer Vielfältigkeit systematisch zu fassen und darzustellen. Anhand der in Abbildung 2 veranschaulichten Aspekte beabsichtigt Beyermann, einen Überblick über die Ergotherapie zu geben.
In ihren Ausführungen fasst sie das ergotherapeutische Gegenstandsfeld darin sehr weit und bis auf das „Leitziel Handlungskompetenz" und den „Hauptwirkfaktor Handeln" eher unspezifisch. Ziel und Leitbild von Ergotherapie ist demnach die Handlungskompetenz des Patienten. Darüber hinaus kennzeichnen Ergotherapie in dieser Sichtweise Prinzipien, Vorgehensweisen, Instrumentarien, Anwendungsfelder und Maßnahmen. Das Gegenstandsfeld der Ergotherapie bezieht Beyermann (1999) auf „Gesundheit und Krankheit des Individuums in seiner Umwelt" (S. 26). Der spezifische Gegenstand der Ergotherapie sei „Hilfen zur Optimierung des Rehabilitationsprozesses in Hinblick auf die Alltags- und Berufsbewältigung" (a.a.O.). Zur spezifischen Beschreibung des ergotherapeutischen Gegenstandsfeldes schlägt Beyermann sechs Schlüsselbegriffe vor: Gesundheit und Krankheit, Hauptwirkfaktor Handeln, Ganzheitlichkeit, systemisches Denken, Lernen, Verberuflichung oder Professionalisierung.
Dass diese Schlüsselbegriffe auch von anderen wissenschaftlichen Disziplinen bzw. Berufen genutzt werden, erscheint auch ihr dabei allerdings problematisch. Ihre spezifische Bedeutung erlangten sie erst durch eine Reflexion des ergotherapeutischen Anwendungskontextes (a.a.O., S. 28).

An anderer Stelle trägt Beyermann (2001, S. 329ff.) vier weitere Ansätze zur Klassifikation von Ergotherapie zusammen: Die Systematisierung „ergorelevanten Wissens" durch das BIELER MODELL, die Klassifikation anhand der therapeutischen Prozesse nach Scheiber, eine Klassifikation anhand der Zielbereiche und anhand der Bezugsdisziplinen bzw. der theoretischen Grundlagen derselben, die sich in der Ausbildungs- und Prüfungsverordnung findet.

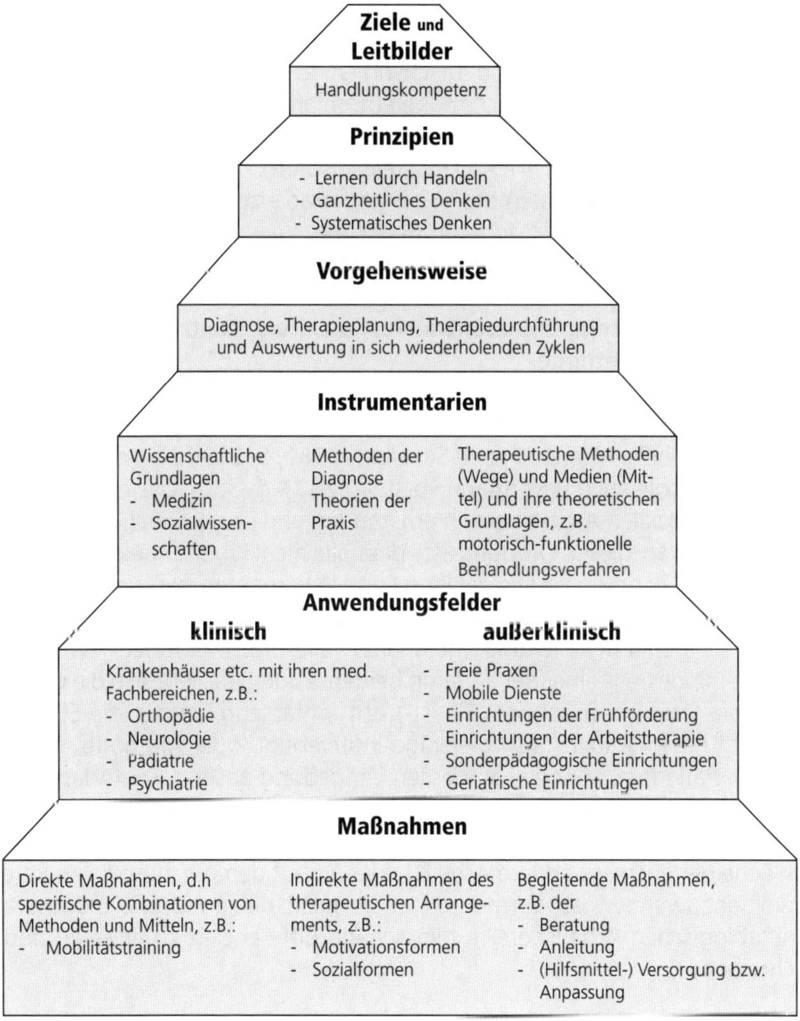

Abbildung 2: Überblick Ergotherapie heute (modifiziert nach Beyermann, 1999, S. 27).

Systematik des Bieler Modells

An dieser Stelle soll das BIELER MODELL nicht allgemein betrachtet werden, sondern nur im Hinblick auf seine systematisierende Funktion relevanter Wissensbereiche für die Ergotherapie. Das BIELER MODELL versucht, das in der Ergotherapie vorhandene Wissen über die Komplexität menschlichen Handelns zu systematisieren. Dabei werden die Ebene der Grundfunktionen, der Verhaltensgrundformen und der Lebensbereiche unterschieden und als Bedingungen für Handlungsfähigkeit betrachtet, die Ziel der Ergotherapie ist. Handeln bzw. Aktivitäten werden nach dem BIELER MODELL als Mittel in der Ergotherapie eingesetzt. Das Modell bezieht sich in seinen Grundannahmen auf die Handlungspsychologie, die hier die deutschsprachige transnationale Brücke bildet. Obwohl das BIELER MODELL nicht aus Deutschland stammt, wird es daher auch in der Ausbildung in Deutschland verwendet (z.B. in Hannover am Annastift). Die Systematik des BIELER MODELLS stellt insofern offensichtlich eine für die Ausbildung praktikable Systematik der Ergotherapie zur Verfügung. Über Erfahrungen und Anwendung in anderen Bereichen, wie z.B. der Berufspraxis oder Forschung, gab es bisher keine Veröffentlichungen.

Klassifikation der kompetenzzentrierten, ausdruckszentrierten und interaktionellen Methode

V.a. im psychiatrischen Bereich in Deutschland geläufiger ist die Klassifikation ergotherapeutischer Angebote in die kompetenzzentrierte, ausdruckszentrierte oder interaktionelle Methode nach Scheiber (1989, S. 213ff.) für den psychiatrischen Bereich, die auch Beyermann vorstellt (2001, S. 330). Diese Klassifikation ist im psychosozialen Arbeitsbereich entstanden und ist dort auch gebräuchlich. Problematisch an dieser Ordnung ist, dass sie nicht überschneidungsfrei und umfassend ist. Zwar wird durch die Einteilung in kompetenzzentriert, ausdruckszentriert und interaktionszentriert das Wesentliche der ergotherapeutischen Intervention benannt, allerdings beinhalten alle drei Methoden jeweils auch Elemente mindestens einer der anderen beiden. Zudem bezieht sich die Ordnung nur auf die Interventionsebene. Sie ist nicht umfassend, da z.B. die Ebene der „Umwelt" nicht existiert, also diejenige Intervention oder Methode, die nicht direkt am Patienten, sondern an dessen Umgebung ansetzt. Die Adaption der Umwelt war aber immer schon, wenn auch in unterschiedlichem Maße, im Blickwinkel der Ergotherapie enthalten. Fraglich ist außerdem, ob die Differenzierung nach Scheiber auch auf andere Arbeitsfelder als auf den psychosozialen Bereich sinnvoll anzuwenden ist. Vermutlich ist sie nicht geeignet, z.B. Ergotherapie im neurologischen Arbeitsbereich hinreichend differenziert zu erfassen und zu beschreiben.

Klassifikation der Ergotherapie nach Zielbereichen

Als Dritte stellt Beyermann (a.a.O., S. 330) eine Klassifikation anhand der therapeutischen Zielbereiche in entwicklungsorientierte, alltagsorientierte und berufsorientierte Therapie vor. Diese Ordnung ist ebenfalls nicht überschneidungsfrei, stellt also keine hilfreiche Differenzierung dar, denn in den verschiedenen Zielbereichen sind immer auch Aspekte der jeweils anderen enthalten. Schwer wiegender ist allerdings, dass diese Klassifikation eher eine universell therapeutische darstellt, da durch sie kein spezifisch ergotherapeutischer Gegenstand deutlich wird. Diese Ordnung nach Zielbereichen könnte also auch für andere therapeutische Professionen gelten.

Klassifikation der Ergotherapie in der Ausbildungs- und Prüfungsverordnung (APrV)

Die letztgenannte Klassifikation (Beyermann, 2001, S. 331) orientiert sich an den jeweiligen ergotherapeutischen Behandlungsverfahren. Diese Klassifikation knüpft an unterschiedliche Differenzierungsgesichtspunkte der medizinischen Subdisziplinen an. Danach wird Ergotherapie unterschieden nach:

- Behandlungsverfahren: Motorisch-funktionelle Behandlungsverfahren,
- Organsystemen: Neurophysiologische und neuropsychologische Behandlungsverfahren,
- Krankheitssymptomen: Psychosoziale Behandlungsverfahren,
- Anwendungsinteressen: Arbeitstherapeutische Verfahren und
- therapeutischen Angeboten: Adaptive Verfahren

Auch diese Klassifikation ist keine überschneidungsfreie Systematik und in sich nicht konsistent, da nach unterschiedlichen Aspekten gegliedert wird. Fraglich ist sie zudem durch die Anknüpfung an medizinische Subdisziplinen, denn Ergotherapie und Medizin wenden sich unterschiedlichen Gegenstandsfeldern zu (vgl. die Ausführungen zur DVE-Infobroschüre in diesem Kapitel S. 30).

Klassifikation der Ergotherapie im aktuellen Lehrbuch „Ergotherapie – vom Behandeln zum Handeln"

Diese Klassifikation der 1999er-APrV für Ergotherapeutinnen und Ergotherapeuten entspricht allerdings auch der Gliederung des aktuellsten Lehrbuchs für Ergotherapie „Ergotherapie – Vom Behandeln zum Handeln" (Scheepers, Steding-Albrecht & Jehn, 2000). Diese möchte ich etwas ausführlicher kritisch untersuchen. Der Sammelband enthält Beiträge von 32 verschiedenen Autorinnen und Autoren. Die Gliederung des Lehrbuchs zeigt die Abbildung 3. Das Ergotherapie-Lehrbuch „Vom Behandeln zum Handeln" versucht, eine Systematik der Ergotherapie nach „gemeinsamen Grundprinzipien der ergotherapeutischen Arbeitsweise" (Kolster, 2000, S. 104) aufzustellen. Diese benennt jedoch keinen

1. Entwicklung und Modelle der Ergotherapie
- 1.1 Geschichte der Ergotherapie
- 1.2 Berufsausbildung in der Ergotherapie
- 1.3 Ergotherapie heute
- 1.4 Die Bedeutung des medizinischen Grundwissens für die Ergotherapie
- 1.5 Bedeutung der Sozialwissenschaften für die Ergotherapie
- 1.6 Praxismodelle in der Ergotherapie
- 1.7 Wissenschaftlichkeit in der Ergotherapie

2. Systematik der Ergotherapie
- 2.1 Einleitung
- 2.2 Ergotherapeutische Befunderhebung
- 2.3 Ergotherapeutische Behandlungsprinzipien
- 2.4 Qualitätsmanagement
- 2.5 Schnittstellen

3. Motorisch-funktionelle Behandlungsverfahren
- 3.1 Einleitung
- 3.2 Diagnostische Verfahren
- 3.3 Behandlungsverfahren
- 3.4 Behandlungsmittel
- 3.5 Schnittstellen

4. Neurophysiologische und neuropsychologische Behandlungsverfahren
- 4.1 Gemeinsamkeiten der neurophysiologischen und neuropsychologischen Verfahren
- 4.2 Neurophysiologische Verfahren
- 4.3 Neuropsychologische Verfahren

5. Psychosoziale Behandlungsverfahren
- 5.1 Einleitung
- 5.2 Theoretische Grundlagen
- 5.3 Diagnostische Erhebungen
- 5.4 Psychosoziale Behandlungsmethoden und Behandlungsmittel
- 5.5 Entwicklung des Qualitätsmanagements in der Psychiatrie
- 5.6 Schnittstellen
- 5.7 Fort- und Weiterbildung

6. Arbeitstherapeutische Verfahren
- 6.1 Vom „Verfahren" und anderen Irrtümern zum professionellen Handeln
- 6.2 Geschichte und Entwicklung der Arbeitstherapie
- 6.3 Theoretische Exkurse
- 6.4 Diagnostik
- 6.5 Behandlungsplanung
- 6.6 Arbeitstherapeutische Verfahren
- 6.7 Stand der Dinge, Einfluss und Ausblick

7. Adaptive Verfahren
- 7.1 Einführung
- 7.2 Theoretische Grundlagen
- 7.3 Diagnostische Verfahren
- 7.4 Behandlungsdurchführung und ihre Kriterien
- 7.5 Möglichkeiten der Qualitätssicherung
- 7.6 Schnittstellen
- 7.7 Fort- und Weiterbildung

Abbildung 3: Gliederung des Lehrbuchs „Vom Behandeln zum Handeln" bis zur 2. Gliederungsebene (Scheepers, Steding-Albrecht & Jehn, 2000).

gemeinsamen Inhalt oder Gegenstand von Ergotherapie. In den Folgekapiteln über die „Behandlungsverfahren" wird diese Systematik nicht wieder aufgegriffen und ihr stellenweise sogar widersprochen. Ebenso finden wir keine einheitliche Terminologie in Bezug auf Befundung, Diagnostik, Assessment, Verfahren oder Methode.

Die Ankündigung, eine Systematik der Ergotherapie zu leisten (Kapitel 2), wird nicht eingelöst, denn: Inhaltlich wird im Kapitel kein gemeinsamer Gegenstand von Ergotherapie definiert oder geordnet, sondern die Ergotherapie anhand von

„gemeinsamen Prinzipien ergotherapeutischer Befunderhebung und Behandlung und anschließend die fachspezifischen Behandlungs- und Befundverfahren erläutert" (Kolster, 2000, S. 104). Dies führt einerseits zu Redundanzen mit den Folgekapiteln über die Behandlungsverfahren. Beispielsweise behandelt fast jedes Kapitel den ergotherapeutischen Befund, Behandlungsplanung und -zielsetzung. Dabei wird auf das allgemeine Systematik-Kapitel jedoch kein Bezug genommen.

Deshalb kommt es andererseits trotz dieser Redundanz zu widersprüchlichen Aussagen innerhalb des Lehrbuches. Zum Beispiel wird unter Behandlungsplanung durchaus Unterschiedliches verstanden. Im Systematik-Kapitel gehören Zeitplanung, Wahl der Methoden, therapeutisches Verhalten und Vorgehen, Setting, Arbeitsplatzgestaltung und Medienauswahl zur Planung (a.a.O, S. 104). Dies wird in den Folgekapiteln nicht aufgegriffen. Im Kapitel 3.3 über motorisch-funktionelle Behandlungsverfahren heißt es vielmehr, der Behandlungsplan beinhalte das Krankheitsbild des Patienten, die ergotherapeutische Befunderhebung, Behandlungsziele, Behandlungsmaßnahmen, Aktiv- und Passivbehandlung und Rahmenbedingungen (Pott, 2000, S. 142). Auch die Rolle der Patientin bzw. des Patienten in der Therapie wird sehr unterschiedlich und widersprüchlich geschildert. Z.B. wird in der Einleitung des Kapitels 3 über die motorisch-funktionellen Verfahren (Harth und Scheepers, 2000, S. 124) das CANADIAN OCCUPATIONAL PERFORMANCE MEASURE (COPM) angeführt, das eine Zielbestimmung durch den Patienten oder die Patientin impliziert, also eine klientenzentrierte Haltung vorgibt. Unter der Überschrift „Behandlungsziele" in demselben Kapitel finden sie dann aber keine Erwähnung. Es wird lediglich angeführt, dass die Therapieziele mit dem Rehabilitationsteam abgestimmt werden müssten (Pott, 2000, S. 143).
In Kapitel 7 über adaptive Verfahren scheint die Rolle der Patientin oder des Patienten als Partner oder fremdbestimmter Empfänger sogar vom Alter abzuhängen. Denn die Autorin schreibt unter dem Stichwort Behandlungsplanung: „Die zentrale Frage an den erwachsenen Patienten lautet: Was möchten Sie vorrangig erreichen? Bei kranken und behinderten Kindern ergeben sich die Therapieziele aus den jeweils als nächste anzustrebenden Entwicklungsebenen" (Berting-Hünecke, 2000, S. 430). Diese Widersprüchlichkeiten werden an keiner Stelle aufgegriffen. D.h. es bleibt unklar, wovon welche Haltung zum Patienten/zur Patientin abhängig ist und welche Rolle Patientinnen und Patienten in der Ergotherapie denn nun zukommt.

Zudem wird im Systematik-Kapitel (Kapitel 2) kein gemeinsamer Inhalt des ergotherapeutischen Befundes benannt. Folgt man der Logik des Lehrbuches, scheint der Inhalt des ergotherapeutischen Befundes je nach Behandlungsverfahren unterschiedlich zu sein. Dies verwirrt zunächst. Sollte es tatsächlich keinen originären ergotherapeutischen Gegenstands- und Zuständigkeitsbereich dessen geben, was Ergotherapeutinnen befunden? Eine andere Erklärungsmöglichkeit könnte sein, dass unterschiedliche Auffassungen über diesen Gegenstand nebeneinander existieren oder davon abhängig sind, welches Behandlungsverfahren angewandt wird. Dies überrascht nicht angesichts der diversen Grundlagen und Bezugswissenschaften von Ergotherapie und den Merkmalen eines praktisch gewachsenen Berufsbildes (vgl. 2.2.1). Widerspricht dies aber nicht der „ganzheitlichen" Perspektive, die z.B. von Harth und Pinkepank (2000), in Kapitel 3 für die Ergotherapie beansprucht wird, in der der Patient mit dem, was er „gerne tun würde und was er sein will" (S. 133), im Mittelpunkt steht? Folgen wir der Gliederung des Lehrbuches, ist für das Kapitel 2 „Systematik der Ergotherapie" fraglich, welche Funktion es haben soll. Die dort aufgestellten „gemeinsamen Prinzipien" ergotherapeutischer Tätigkeit (Kolster, 2000, S. 104) werden in den Kapiteln über die Behandlungsverfahren nicht aufgegriffen und dienen insofern nicht als Systematik im Sinne von Ordnungssystem. Sie stehen sich widersprechend und in nicht übereinstimmenden Ordnungen nebeneinander. Die vielen verschiedenen Autorinnen und Autoren scheinen sich über eine Systematik zumindest nicht einig zu sein.

Systematik der Ergotherapie des Deutschen Verbandes der Ergotherapeuten

Die DVE-Informationsbroschüre „Ergotherapie heute" (DVE, 2002) stellt Handlungsfähigkeit im Alltagsleben in den Mittelpunkt des ergotherapeutischen Auftrages. Die Ergotherapie wird anhand der medizinischen Subdisziplinen bzw. Arbeitsbereiche Pädiatrie, Neurologie, Geriatrie, Orthopädie, Psychiatrie und der Arbeitstherapie gegliedert. Doch eine solche Systematisierung entlang der medizinischen Fachbereiche kann niemals den Zuständigkeits- und Gegenstandsbereich der Ergotherapie vollständig erfassen. Denn problematisch an dieser Einteilung ist, dass der ergotherapeutische Zuständigkeitsbereich ja gerade nicht nur die Gesundheitsstörung oder Krankheit selbst darstellt, die innerhalb dieser Fachbereiche erfasst wird. Vielmehr liegt er auch auf der Ebene der Folgeerscheinungen. Beyermann (2001) schildert dies so:

> „Es erscheint als tragfähige theoretische Basis, den Rehabilitationsprozess nicht nur als medizinisches Problem zu sehen, sondern als menschliche Notlage zu erfassen, die umfassende Handlungsdysfunktionen beinhalten kann und mittels Handlungsangeboten bewältigt bzw. kompensiert werden kann". (S. 327)

Anders gesagt liegt eine Indikation für Ergotherapie sinnvollerweise niemals als medizinische Diagnose (aus einem medizinischen Fachbereich) vor, sondern lässt sich nur mit Schwierigkeiten im Handlungsbereich beschreiben, d.h. als Störung auf der Ebene der Funktion, Aktivität oder Partizipation im Sinne der ICF. Insofern besteht die Notwendigkeit der Übersetzung einer medizinischen Diagnose in eine ergotherapeutische Diagnose. In der DVE-Broschüre wird diese Inkongruenz deutlich: Die Arbeitstherapie wird als eigener „Fachbereich" aufgelistet, findet aber als Einziger keine Entsprechung in der Systematik medizinischer Subdisziplinen. Ein konkretes Beispiel für das „Nicht-Zutreffen" der medizinischen Systematik (für die Ergotherapie) mag auch der ergotherapeutische Arbeitsbereich mit erwachsenen Mehrfachbehinderten sein, bei denen u.U. keine medizinische Krankheitsdiagnose vorliegt, womöglich aber ein ergotherapeutischer Behandlungsbedarf (auf der Ebene von Folgeerscheinungen von Gesundheitsstörungen) bestehen kann.

Berufspolitische und berufsrechtliche Anmerkungen zu Ergotherapie und Medizin

Bei allen Ausführungen zur Entwicklung einer berufsspezifischen ergotherapeutischen Systematik in Deutschland darf das Problem der berufspolitischen Abhängigkeit der Ergotherapie von dem ärztlichen Berufsstand nicht vernachlässigt werden. Die Ergotherapie in Deutschland existiert und finanziert sich im Schwerpunkt als medizinische Leistung, die von Krankenkassen getragen wird (Scheepers, 2000, S. 39). Für ergotherapeutische Leistungen gilt: Die ärztliche Verordnung ist Voraussetzung für die Finanzierung durch gesetzliche Krankenkassen. Der Bereich der nicht-medizinischen Ergotherapie, z.B. in Sonderschulen, in der freien Wirtschaft oder sozialen Einrichtungen ist gegenüber medizinischen Arbeitsbereichen in Deutschland sehr klein.

Insofern sind Befürchtungen nachvollziehbar, dass jede Darstellung der Ergotherapie auch als nicht-medizinischer Berufsstand womöglich existenzgefährdend ist, weil die Finanzierungsmöglichkeiten momentan eng begrenzt sind. Alle gesellschaftlichen Versorgungs-Bereiche scheinen besetzt. Scheepers fordert angesichts dieser Situation mit einem „Blick über deutsche Tellerränder hinaus" (a.a.O., S. 39) die Entwicklung anderer Standbeine und Aufgabenfelder für Ergotherapeutinnen in Grenz- und nichtmedizinischen Bereichen. Für eine eigenständige Systematik der Ergotherapie heißt das, dass sowohl der medizinisch notwendige und originäre Beitrag der Ergotherapie zur Gesundheitsversorgung als auch der Bereich der nichtmedizinischen Versorgung deutlich werden muss.
Zusammenfassend kann für die deutsche Ergotherapie gesagt werden, dass eine berufseigene Systematik zwar nicht entwickelt ist, jedoch verschiedene Ansätze zur Ordnung des ergotherapeutischen Bereichs bestehen.

1.3 Die US-amerikanische Systematik der Ergotherapie: Das AOTA Framework

Die US-amerikanische Systematik der Ergotherapie und deren Entwicklung lässt sich gut anhand von offiziellen Dokumenten des Amerikanischen Ergotherapie-Verbandes, der American Occupational Therapy Association (AOTA) nachvollziehen. Das „Occupational Therapy Practice Framework: Domain and Process", im Folgenden kurz Framework genannt, ist das Vierte und aktuellste in einer Reihe von offiziellen Dokumenten der AOTA, die eine ergotherapeutische Terminologie und den zentralen Zuständigkeitsbereich der Profession umschreiben und darstellen. Framework bedeutet so viel wie „Gerüst, Gestell, Rahmen". Ebenso wie die vorangegangenen Dokumente, die erste, zweite und dritte Fassung der Uniform Terminology des AOTA, ist es ein Ergebnis des innerhalb der US-amerikanischen Ergotherapie geführten Diskussionsprozesses über den zentralen Gegenstandsbereich und die Begrifflichkeiten und gedanklichen Konstrukte der ergotherapeutischen Profession. Neben der Systematisierung des Gegenstandsbereichs im Framework und seinen Vorläufern lassen sich für die amerikanische Ergotherapie auch andere Systematisierungen vornehmen, z.B. der ergotherapeutischen Arbeitsbereiche. Die Systematik des Framework wird hier jedoch als Einzige vorgestellt, weil sie den Anspruch hat, das gesamte Gebiet der Ergotherapie abzudecken.

In diesem Kapitel wird zum besseren Verständnis des Framework kurz dessen Entstehungsgeschichte beschrieben (1.3.1). Danach folgt eine inhaltliche Darstellung des Dokumentes (1.3.2) und kurze Anmerkungen zu den übersetzten Begrifflichkeiten. Zum Zeitpunkt des Beginns dieser Arbeit lag die endgültige Fassung des Dokumentes noch nicht vor. Alle Quellenangaben zur Darstellung des Framework in diesem Kapitel beziehen sich deswegen auf die letzte Fassung vor der Veröffentlichung vom September 2002[11].

1.3.1 Entstehung und Entwicklungsprozess

Das erste Dokument

Anlass für die Erarbeitung des ersten Vorläufer-Dokumentes des Framework war die Vorgabe des US-Gesundheitsministeriums, ein einheitliches Berichtssystem einschließlich einer einheitlichen Terminologie für das Krankenhausabrechnungssystem einzuführen. Die AOTA veröffentlichte daraufhin 1979 das „Occupational Therapy Product Output Reporting System and Uniform Terminology for Reporting Occupational Therapy Services", um der behördlichen Vorgabe zu entsprechen.

---

11 Die Übersetzung des Framework-Textes (ohne Anhang und Glossar) ist im Anhang 6.2, der Originaltext unter 6.3 abgedruckt.

Das Berichtssystem wurde auf Bundesebene in der Folge zwar nicht umgesetzt, allerdings übernahmen viele Ergotherapeutinnen und einige US-Länderregierungen die Terminologie für ihre Arbeit (AOTA, 2002, S. 636).

Die zweite Fassung der „Uniform Terminology"

Zehn Jahre später, also 1989, verabschiedete die AOTA die zweite „Uniform Terminology for Occupational Therapy – Second Edition", um den Veränderungen der Berufspraxis Rechnung zu tragen und die Einheitlichkeit einer ergotherapeutischen Terminologie voranzutreiben. Gegenüber dem ersten Dokument von 1979 fiel in diesem das Berichtssystem weg. Es sollte eine organisierte Struktur zum Verständnis der ergotherapeutischen Berufspraxis geschaffen werden. Dazu wurden zwei Bereiche beschrieben: Die *performance areas* und die *performance components* (AOTA, 1989). Die *performance areas* beinhalteten die Aktivitäten des täglichen Lebens, Arbeit oder produktive Aktivitäten und Spiel oder Freizeit und sollten die Aktivitäten beschreiben, die Ergotherapeutinnen bei der Feststellung funktioneller Fähigkeiten betonen. Mit *performance components* sollten die Elemente beschrieben werden, die Ergotherapeutinnen befunden und die sie mit dem Ziel einer verbesserten Performanz[12] behandelten. *Performance components* waren als sensomotorische, kognitive, psychosoziale und psychologische Aspekte der Performanz definiert.

Die dritte Fassung der „Uniform Terminology"

Die dritte Fassung der „Uniform Terminology – Third Edition" (UT-III) von 1994 wurde inhaltlich hauptsächlich um die kontextuellen Aspekte von Performanz erweitert. Insofern wurden jetzt nicht nur *performance areas* und *performance components* sondern auch *performance contexts* als Parameter der *occupational therapy's domain of concern*, als ergotherapeutischer Gegenstandsbereich, definiert. Auch das Ziel des Dokumentes hatte nun eine andere Richtung bekommen. Mit der UT-III sollten ein allgemeiner Zuständigkeitsbereich und eine gemeinsame Sprache für die Profession geschaffen und das Wesentliche der Ergotherapie prägnant erfasst werden.

Auch das inhaltliche Verständnis der drei Kategorien hatte sich verändert: *Performance components* wurden nicht mehr hauptsächlich als funktionelle Bestandteile von Performanz verstanden und im Hinblick auf die ergotherapeutische

12 Performanz oder Betätigungsperformanz wird hier als Übersetzung der englischen *(occupational) performance* verwendet. Der Begriff der *occupational performance* stammt aus englischsprachigen ergotherapeutischen Denkmodellen und ist im deutschen Sprachraum unterschiedlich übersetzt worden (Marotzki, 2002, S. 6): Handlungsfähigkeit (Schweiz), Handlungsperformanz (Österreich), Betätigungsperformanz (Deutschland). *Occupational performance* meint die „Art und Weise, wie ein Mensch seine jeweilige Betätigung aus- oder durchführt" (Law, Polatajko, Carswell, McColl, Pollock & Baptiste, 1999, S. 173).

	Uniform Terminology Second Edition (UT-II), 1989	Uniform Terminology Third Edition (UT-III), 1994		Occupational Therapy Practice Framework: Domain and Process (Framework), 2002
Ziele	Eine Organisationsstruktur zum Verständnis der ergotherapeutischen Berufspraxis schaffen: Beschreibung von zwei Kategorien	Erweiterung der UT-II, um die veränderte Berufspraxis darzustellen		• Den Gegenstandsbereich der Ergotherapie, deren spezifischen Fokus und Handlungen beschreiben • Den ergotherapeutischen Prozess darstellen
Wesentliche Veränderungen		Integration kontextueller Aspekte von Performanz als dritte Kategorie		• *Engagement in occupation to support participation in context* wird in den Mittelpunkt ergotherapeutischen Handelns gestellt • Definition von *occupation* und *outcomes* • Differenzierung der drei Kategorien in sechs Aspekte • Einbeziehen der ICF-Terminologie • Betonung der Interdependenzen der verschiedenen Elemente
Synopse der definierten Aspekte	***Performance areas* (Performanzbereiche)** beinhalten Aktivitäten, die Ergotherapeutinnen betonen, wenn sie Funktionsfähigkeit feststellen: ADLs, Arbeit u. produktive Aktivitäten, Spiel oder Freizeit	***Performance areas* (Performanzbereiche)** als grobe Kategorien menschlicher Aktivität definiert: ADLs, Arbeit und produktive Aktivitäten, Spiel oder Freizeitaktivitäten	→	***Performance in areas of occupation* (Performanz in Betätigungsbereichen):** Einschließlich ADLs, Instrumentelle ADLs, Bildung und Ausbildung, Arbeit, Spiel, Freizeit, soziale Partizipation
				***Performance skills* (Performanzfertigkeiten):** Motorische, Verarbeitungs- und Kommunikations- und Interaktionsfertigkeiten

	Performance components **(Performanzkomponenten)** sind die Elemente von Performanz, die Ergotherapeutinnen befunden und die sie behandeln, um die Performanz zu verbessern: Sensomotorische, kognitive, psychosoziale und psychologische Aspekte	***Performance components*** **(Performanzkomponenten)** definiert als fundamentale menschliche Fähigkeiten, die erforderlich sind, um die Performanzbereiche erfolgreich bewältigen zu können: sensomotorische, kognitive, psychosoziale, psychologische Aspekte von Performanz	→	***Client factors*** **(Klienten-Faktoren):** • Körperfunktionen und • Körperstrukturen (Definitionen der ICF)
		Nicht erwähnt (Gewohnheiten und Routinen)	←	***Performance patterns*** **(Performanz-Muster):** • Rollen • Gewohnheiten • Routinen
	Nicht erwähnt ←	***Performance contexts*** **(Performanzkontext):** Situationen oder Faktoren, die gewünschte oder erforderliche Betätigung in Performanzbereichen beeinflussen (zeitliche und umweltbezogene Aspekte)	→	***Context or contexts*** **(Kontext oder Kontexte):** Bedingungen innerhalb und außerhalb des Klienten, die seine Performanz beeinflussen (kulturell, physisch, sozial, persönlich, spirituell, zeitlich, virtuell)
		Nicht erwähnt	←	***Activity demands*** **(Aktivitätsanforderungen):** • Gebrauch von Objekten und deren Eigenschaften • Raumanforderungen • Soziale Anforderungen • Ablauf und Zeit einteilen • Erforderliche Handlungen • Erforderliche Körperfunktionen • Erforderliche Körperstrukturen

Abbildung 4: Gegenüberstellung der UT-II, der UT-III und des AOTA Framework.

Intervention definiert. Das interaktive Verhältnis von *performance components, performance areas* und nun auch den *performance contexts* wurde betont. Die ergotherapeutische Intervention ist nun nicht nur auf Ebene der *performance components*, sondern potenziell auf jeder der drei anderen Ebenen angesiedelt (AOTA, 1994). Das bedeutete z.B., dass auch die Adaption der Umwelt bzw. der *performance contexts* als ergotherapeutische Intervention definiert wurde.

Weiterentwicklung zum Framework

Das „Occupational Therapy Practice Framework: Domain and Process" (AOTA, 2002) ist nun wiederum das Ergebnis eines vierjährigen Überarbeitungsprozesses. Die Autorinnen benennen als wesentliche Ziele bei der Überarbeitung die Berücksichtigung der ICF-Terminologie, die Vermeidung von Begrifflichkeiten, die Berufsfremden nicht geläufig sind (wie z.B. *performance components* oder *performance areas*), eine genauere und zutreffendere Kategorisierung der definierten Begrifflichkeiten, die Erweiterung um entscheidende Begriffe und das Konzept von *occupation* sowie eine geringere Betonung der *performance components* (AOTA, 2002, S. 637f.).

Folgerichtig hat sich durch die veränderten und erweiterten Inhalte auch die Bezeichnung des Dokumentes von „Uniform Terminology" in „Occupational Therapy Practice Framework: Domain and Process" geändert. Während die „Uniform Terminology" hauptsächlich zum Ziel hatte, für die *domain of occupational therapy*, also für den Gegenstandsbereich der Ergotherapie, einheitliche Begrifflichkeiten zu schaffen, soll im Framework nicht nur die *domain*, sondern auch der Prozess der Ergotherapie von Evaluation, Intervention und Outcome beschrieben werden. Die *domain* und der Prozess werden als wechselseitig voneinander abhängig verstanden, wobei die *domain* den Bereich der Betätigung definiert, auf die der Prozess angewendet wird (AOTA, 2002, S. 609f.).

Vergleich der dritten „Uniform Terminology" mit dem Framework

Verschiedene Begrifflichkeiten aus den Vorgänger-Dokumenten sind im Framework weiterentwickelt worden. Die sich daraus ergebende Differenzierung ist in Abbildung 4 erläuternd dargestellt. Inhaltlich werden die *performance areas* der UT-III im Framework als *performance in areas of occupation* beibehalten. Die *performance components* der UT-III werden differenziert in *performance skills, client factors* und *performance patterns*. Für die *client factors*, die Körperstrukturen und -funktionen, wird die ICF- Definition übernommen. Die *performance patterns* beinhalten außer den in der UT-III angesprochenen Rollen zusätzlich noch Gewohnheiten und Routinen, die in der UT-III nicht explizit erwähnt wurden. Das Element der *performance contexts* der UT-III findet sich auch im Framework wieder, wird allerdings anders strukturiert. Neu hinzugekommen ist im Framework das Element der *activity demands*.

1.3.2 Darstellung des AOTA Framework

Überblick über die Struktur des Dokumentes

Der erste Teil des Framework stellt das Ziel und den Zusammenhang dar, in den das Framework einzuordnen ist. Die *domain of occupational therapy* (der Gegenstandsbereich der Ergotherapie) wird mit allen Bestandteilen umfassend beschrieben und definiert (a.a.O., S. 610-613). Darauf folgt die Beschreibung des ergotherapeutischen Prozesses der Evaluation, Intervention und des Outcome (S. 613-619) anhand von fünf Grundsätzen und Leitlinien. Die dargelegten Inhalte werden in einem Anhang in Form von Übersichtstabellen nochmals stichwortartig zusammengefasst (a.a.O., S. 620-629). Danach wird ein ausführliches Glossar der verwendeten Begrifflichkeiten zur Verfügung gestellt (a.a.O., S. 630ff.). Inhalt des Framework ist außerdem eine ausführliche Literaturliste. Im letzten Abschnitt finden sich dann Erläuterungen zu Hintergründen und zum Entwicklungsprozess sowie ein Vergleich der Begrifflichkeiten des Framework mit der vorangegangenen dritten Uniform Terminology, der UT-III (vgl. 1.3.1) und der ICF der WHO.

Das Dokument ist sowohl an berufsinterne als auch externe Leserschaften gerichtet. Es soll gleichermaßen der berufsinternen Diskussion und praktischen Arbeit, der Forschung etc. dienen sowie der Außendarstellung und Transparenz der ergotherapeutischen Profession.

Zum Inhalt des Framework

Zu Beginn wird die *domain of occupational therapy* (der Arbeits- oder Gegenstandsbereich der Ergotherapie) dargestellt. Ergotherapeutinnen konzentrieren sich darauf, Menschen in ihren für sie bedeutungsvollen (*meaningful*) und sinnvollen (*purposeful*) Alltagsaktivitäten innerhalb ihrer Lebensbezüge zu unterstützen. Ergotherapeutinnen binden Klienten in Betätigungen ein, um Folgen von Krankheit und Behinderung zu beeinflussen und in der Alltagsbewältigung zu unterstützen (AOTA, 2002, S. 610). Veränderungen der Performanz sind nach dem Framework darauf gerichtet, den Klienten in bedeutungsvolle Betätigungen einzubinden, was sich auf Gesundheit, Wohlbefinden und Lebenszufriedenheit auswirkt (a.a.O., S. 610).

Occupation, hier mit Betätigung übersetzt (vgl. 6.1) wird als umfassender Terminus etabliert, den Ergotherapeutinnen für die Bandbreite und Bedeutung von Alltagsaktivitäten benutzen. Als Definition für die im Framework verwendete Bedeutung von *occupation* wird die Definition von Law, Polatajko, Baptiste und Townsend herangezogen:

> „[A]ctivities ... of everyday life, named, organized, and given value and meaning by individuals and a culture. Occupation is everything, people do

to occupy themselves, including looking after themselves ... enjoying life and contributing to the social and economic fabric of their communities ..." (zit. n. AOTA, 2002, S. 610).

Zentral ist an dieser Stelle die ausführliche Diskussion des Begriffs *occupation*: Die ergotherapeutische Sichtweise auf *occupation as means* und *as end* wird erläutert. *Occupation as means* bezeichnet dabei den therapeutischen Einsatz von Betätigung als Mittel oder Methode, um die Performanz zu verändern. Ein verbessertes *engagement in meaningful occupation* des Klienten, also *occupation as end* ist das Ende oder Ziel des ergotherapeutischen Interventionsprozesses. Beides sei kennzeichnend für den ergotherapeutischen *occupation*-Begriff und Prozess (AOTA, 2002, S. 610).
Außerdem wird die Bedeutung und Unterscheidung der beiden Begriffe *occupation* und *activity* für die Ergotherapie hervorgehoben. *Occupations* werden als Aktivitäten verstanden, die einen einzigartigen Sinn (*purpose*) und Bedeutung (*meaning*) für den Einzelnen haben. *Occupations* sind also zentral mit der Identität und Kompetenz einer Person verbunden und beeinflussen, wie jemand Entscheidungen trifft und Zeit verbringt. *Activities* bezeichnen demgegenüber zielgerichtete menschliche Handlungen (AOTA, 2002, S. 610). Anders gesagt wird hier ein subjektiver Betätigungsbegriff und ein sozusagen normativer Aktivitätsbegriff definiert. Darin bildet sich die um diese Begrifflichkeiten innerhalb der britischen und US-amerikanischen Berufsgruppe geführte Diskussion der letzten Jahre ab (vgl. Trombly, 1995; Hinojosa und Kramer, 1997; Golledge, 1998a und b).

Nach dieser Klärung des zentralen Begriffs *occupation* wird der Gegenstandsbereich der Ergotherapie umfassend beschrieben als *engagement in occupation to support participation in context*, dem Eingebundensein in Betätigung, um die Partizipation im jeweiligen Kontext zu unterstützen. Mit *participation in context* ist die gesellschaftliche Teilhabe in den jeweiligen Lebenszusammenhängen und Umfeld gemeint. Dieses Eingebundensein in Betätigung wird als Fokus und das angestrebte Ziel ergotherapeutischer Interventionen formuliert. In Abbildung 5 ist der ergotherapeutische Gegenstandsbereich umfassend dargestellt (dem Framework entnommen, Übersetzung d. Verf.).

Keines der einzelnen Elemente soll als wichtiger oder unwichtiger als ein anderes betrachtet werden. Der ergotherapeutische Gegenstandsbereich umfasst dem Framework nach die *performance in areas of occupation, performance skills, performance patterns, context, activity demands und client factors.* Diese beschriebenen Aspekte beinhalten alles, was Ergotherapeutinnen in ihrer Evaluation und Intervention berücksichtigen und ansprechen. Im Folgenden werden diese

Eingebundensein in Betätigung zur Unterstützung der Partizipation im Kontext

(a) Performanz in Betätigungsbereichen
Aktivitäten des täglichen Lebens (ADL)*
Instrumentelle Aktivitäten des täglichen Lebens (IADL)
Bildung
Arbeit
Spiel
Freizeit
Soziale Partizipation

(b) Performanz-Fertigkeiten
Motorische Fertigkeiten
Verarbeitungsfertigkeiten
Kommunikations- und Interaktionsfertigkeiten

(c) Performanz-Muster
Gewohnheiten
Routinen
Rollen

(d) Kontext
Kulturell
Physisch
Sozial
Persönlich
Spirituell
Zeitlich
Virtuell

(e) Aktivitätsanforderungen
Gebrauch von Objekten und deren Eigenschaften
Raumanforderungen
soziale Anforderungen
Abfolge und Zeit einteilen
erforderliche Handlungen
erforderliche Körperfunktionen
erforderliche Körperstrukturen

(f) Klientenfaktoren
Körperfunktionen
Körperstrukturen

* Auch bezeichnet als *basic activities of daily living (BADL)* oder *personal activities of daily living (PADL).*

Abbildung 5: Gegenstandsbereich der Ergotherapie (AOTA, 2002, S. 611; Übersetzung d. Verf.).

verschiedenen Bestandteile wie auch im Framework (AOTA, 2002, S. 612f.) nacheinander beschrieben und definiert.

(a) *Performance in areas of occupation* (Performanz in Betätigungsbereichen): Ergotherapeutinnen richten ihr Fachwissen auf menschliche Betätigung und Aktivitäten. Diese können in verschiedene Betätigungsfelder kategorisiert werden. Zur Performanz in den Betätigungsbereichen zählen die Aktivitäten des täglichen Lebens (ADLs), die instrumentellen Aktivitäten des täglichen Lebens (IADLs), Bildung und Ausbildung, Arbeit, Spiel, Freizeit und soziale Partizipation.

(b) *Performance skills* (Performanz-Fertigkeiten): *Skills* (Fertigkeiten) seien gegenüber Körperfunktionen oder Fähigkeiten kleine Einheiten von Performanz.

Eine Performanz-Fertigkeit wird ausgeführt, wenn die ausführende Person, der Kontext und die Anforderungen einer Aktivität zusammenkommen. Jeder dieser Faktoren kann verhindern oder unterstützen, eine Fertigkeit auszuführen. Ergotherapeutinnen analysieren vor allem effektive und ineffektive Fertigkeiten durch gezielte und geübte Beobachtung und Assessments. Dazu gehören motorische Fertigkeiten, Verarbeitungsfertigkeiten und Kommunikations- und Interaktionsfertigkeiten.

(c) *Performance Patterns* (Performanz-Muster): Performanz-Muster sind Elemente von Performanz, die sich über die Zeit entwickeln. Im Framework sind damit Gewohnheiten, Routinen und Rollen gemeint. Auch sie sind durch den Kontext beeinflusst.

(d) *Context* (Kontext): Mit Kontext sind im Framework eine Vielzahl von Bedingungen innerhalb und außerhalb des Klienten gemeint, die seine Performanz beeinflussen. Diese Kontexte oder Zusammenhänge könnten kulturell, physisch oder materiell, sozial, persönlich, spirituell, zeitlich oder virtuell sein. Im ergotherapeutischen Prozess versuchen Ergotherapeutinnen, den relevanten Kontext für die Performanz des Klienten nachzuvollziehen.

(e) *Activity demands* (Aktivitätsanforderungen): Ergotherapeutinnen analysieren die Anforderungen einer Aktivität, um festzustellen, wie diese Anforderungen das Ausführen von Fertigkeiten beeinflussen. Mit Aktivitätsanforderungen können Raumanforderungen, soziale Anforderungen, der Gebrauch von Objekten und deren Eigenschaften, Ablauf und Zeiteinteilung, erforderliche Handlungen, Körperfunktionen oder Körperstrukturen gemeint sein.

(f) *Client factors* (Klienten-Faktoren oder klientenbezogene Faktoren): Performanz kann durch Faktoren beeinflusst sein, die dem Klienten innewohnen, die Funktionen und die Strukturen seines Körpers. Für die Definition dieser Klienten-Faktoren wird im Framework die WHO-Definition aus der ICF übernommen.

Beschreibung des ergotherapeutischen Evaluations-, Interventions- und Outcome-Prozesses (AOTA, 2002, S. 613ff.)

Die aus dem Framework übernommene Abbildung 6 zeigt die stichwortartige Zusammenfassung der Abschnitte des ergotherapeutischen Prozesses von Evaluation, Intervention und Outcome. Diese Abschnitte des ergotherapeutischen Behandlungsprozesses werden als ineinander greifend verstanden (vgl. AOTA, 2002, S. 614). Anhand von fünf Leitsätzen wird der ergotherapeutische Prozess danach näher erläutert:

(1) Der Behandlungsprozess wird als dynamisch und interaktiv dargestellt (AOTA, 2002, S. 614). Am Anfang steht immer das *occupational profile* (Betätigungsprofil), also das Verstehen der Anliegen, Probleme und Gefährdungen des Klienten. Der Prozess ist nicht linear, sondern dynamisch und interaktiv, da alle die Performanz beeinflussenden Faktoren (*performance skills, performance patterns, context or contexts, activity demands* und *client factors*) sich in ständiger Interaktion miteinander befinden und demzufolge regelmäßig evaluiert werden.

Evaluation

- Betätigungsprofil – der initiale Schritt im Evaluationsprozess, der ein Verständnis der Betätigungsgeschichte und der -erfahrungen eines Klienten darstellt, Muster des Alltags, Interessen, Werte und Bedürfnisse. Die Probleme und Anliegen des Klienten in Bezug auf seine Betätigungsausführung und Alltagsaktivitäten werden identifiziert und die Prioritäten des Klienten erfasst.
- Analyse der Betätigungsperformanz – der Schritt im Evaluationsprozess, in dem die Potenziale, Probleme oder möglichen Probleme des Klienten spezifischer identifiziert werden. Die tatsächliche Performanz wird oft im Kontext beobachtet, um herauszufinden, was diese unterstützt und was die Performanz behindert. Performanz-Fertigkeiten, Performanz-Muster, der Kontext oder die Kontexte, die Aktivitätsanforderungen und die Klientenfaktoren werden insgesamt berücksichtigt, wobei nur ausgewählte Aspekte speziell befundet werden. Angestrebte Ergebnisse werden identifiziert.

Intervention

- Intervention – ein Plan, der die unternommenen Handlungen leiten wird und der in Zusammenarbeit mit dem Klienten entwickelt wird. Er basiert auf ausgewählten Theorien, Bezugsrahmen und Evidenz. Die anzustrebenden Ergebnisse werden überprüft.
- Umsetzung der Intervention – weiterführende Handlungen werden unternommen, um eine verbesserte Performanz des Klienten zu beeinflussen und zu unterstützen. Interventionen sind auf die identifizierten Ergebnisse hin ausgerichtet. Die Reaktion des Klienten wird beobachtet und dokumentiert.
- Überprüfung der Intervention – eine Überprüfung der Umsetzung des Planes und des Prozesses sowie der Fortschritt in Richtung der angestrebten Ergebnisse.

Outcome *(engagement in occupation to support participation)*

- Ergebnisse – die Feststellung des Erfolges durch das Erreichen der erwünschten und angestrebten Ergebnisse. Informationen aus dem Ergebnis-Assessment werden dazu genutzt, zukünftige Handlungen mit dem Klienten zu planen und das Behandlungsprogramm zu evaluieren (z.B. Evaluation der Behandlungsmaßnahme).

Abbildung 6: Der Framework-Behandlungsprozess, angewandt auf den Gegenstandsbereich der Profession (AOTA, 2002, S. 614; Übersetzung d. Verf.).

(2) Der Kontext hat umfassenden, grundlegenden Einfluss auf den Behandlungsprozess. Der Kontext umgibt den ergotherapeutischen Prozess und liegt diesem gleichzeitig zugrunde. Der externe Kontext (z.B. der soziale und virtuelle Kontext) unterstützt oder hindert den Klienten in seiner Performanz genauso wie eine ergotherapeutische Maßnahme (z.B. durch begrenzte Behandlungszeit in einer Einrichtung). Der interne (z.B. der persönliche und spirituelle Kontext) und internalisierte Kontext beeinflusst den ergotherapeutischen Prozess insofern, als dass Erwartungen, Überzeugungen, Wahrnehmungen und der Umgang dadurch bestimmt sein können.

(3) Der Begriff Klient meint im Verständnis des Framework die Gesamtheit derjenigen, die Ergotherapie erhalten und kann sowohl Einzelpersonen, betroffene Bezugspersonen, Einzelne im Zusammenhang einer Gruppe oder in einer Population meinen. Diese erweiterte und umfassende Definition stimmt mit der Definition von Moyers (1999) im „Guide to Occupational Therapy Practice" überein.

(4) Ein klientenzentrierter Ansatz gilt für das gesamte Framework. Alle Interventionen konzentrieren sich auf die Prioritäten der Klientin bzw. des Klienten. Schon der Begriff *occupation*, also Betätigung, beinhaltet intrinsische Motivation, ist individuell definiert und erfordert die aktive Beteiligung des Klienten am Prozess. An seiner Stelle können bei eingeschränkter Fähigkeit des Klienten auch dessen Bezugspersonen unterstützend mitwirken. Die Zusammenarbeit, das *collaborative relationship* von Klient und Ergotherapeutin ist von zentraler Bedeutung und steht am Beginn des Prozesses. Der Klient bringt seine Lebenserfahrungen, seine Hoffnungen und seine Zukunftsträume mit in den Behandlungsprozess ein. Die Therapeutin bringt ihr Fachwissen in die Zusammenarbeit mit ihm ein und richtet den ergotherapeutischen Prozess nach dessen Prioritäten aus.

(5) Das Eingebundensein in Betätigung wird als umfassendes *Outcome* des ergotherapeutischen Prozesses betrachtet. Damit ist der einzigartige Beitrag der Ergotherapie zur Gesundheit beschrieben. Allerdings kann sich in manchen Arbeitsbereichen der ergotherapeutische Fokus zuerst auf *performance skills* und *client factors* richten, die erst in der Folge und späteren Behandlung ein Eingebundensein in Betätigung ermöglichen.

Beschreibung des Evaluationsprozesses im Framework

Der Evaluationsprozess umfasst das *occupational profile*, das Betätigungsprofil, und die *analysis of occupational performance*, die Analyse der Betätigungsperformanz. Dabei werden das Fortsetzen der Evaluation während des Behandlungsprozesses und die Zusammenarbeit mit dem Klienten nochmals hervorgehoben. Das Betätigungsprofil meint Informationen, die die Betätigungsgeschichte und

Erfahrungen des Klienten beschreiben, Muster seines täglichen Lebens, Interessen, Werte und Bedürfnisse. Dazu werden sechs Leitfragen vorgestellt (AOTA, 2002, S. 616). Diese Analyse umfasst alle in der *domain* beschriebenen Elemente von Performanz. Dabei wird stets sowohl auf Möglichkeiten als auch auf Schwierigkeiten von Betätigungen geachtet. Auch zur Erstellung der Betätigungsanalyse werden sieben Schritte beschrieben (a.a.O., S. 617).

Beschreibung des Interventionsprozesses im Framework

Der ergotherapeutische Interventionsprozess umfasst den Interventionsplan, seine Umsetzung und Reflexion. Es werden vier Punkte, durch die ein ergotherapeutischer Interventionsplan bestimmt ist und vier Schritte für die Planung benannt (a.a.O., S. 617f.). Ebenso wird die Umsetzung und Reflexion in Schritten beschrieben (a.a.O., S. 618).

Beschreibung des Outcome-Prozesses im Framework

Outcomes werden als wichtige Gesundheitsdimensionen beschrieben, die einer Intervention zurechenbar sind. Das von Ergotherapeutinnen angestrebte *engagement in occupation to support participation* (Eingebundensein in Betätigung, um die Partizipation zu unterstützten) beinhaltet zwei wesentliche Konzepte, die besonders hervorgehoben werden: Das Eingebundensein in Betätigung und zum anderen die Partizipation im Sinne der WHO als „Einbezogensein in eine Lebenssituation" (vgl. ICF). Außerdem werden im Anhang spezifischere Outcome-Variablen von Ergotherapie benannt. Auch der Outcome-Prozess wird von der Auswahl der Messkriterien und -verfahren bis zum Behandlungsende in Schritten beschrieben.

Auswirkungen auf Standardwerke

Inwieweit das Framework von Berufsangehörigen angenommen, Begrifflichkeiten und Diskussionsprozesse beeinflussen und in die tägliche Arbeit integriert wird, ist zu diesem Zeitpunkt noch nicht abzusehen. Da das Framework die Nachfolge der Uniform Terminology antritt bzw. diese ablöst und erweitert, ist zu erwarten, dass die im Framework definierte Terminologie auch Eingang finden wird in ergotherapeutische Standardwerke wie Nachschlagewerke und Lehrbücher, wie vordem die UT-III auch.

2 Gegenüberstellung deutscher Systematisierungsansätze der Ergotherapie mit dem AOTA Framework

2.1 Gemeinsamkeiten und Unterschiede der Systematiken

In diesem Kapitel sollen Gemeinsamkeiten und Unterschiede der in Kap. 2.2 vorgestellten Systematisierungsansätze herausgearbeitet und danach auf die Frage hin diskutiert werden, inwieweit der Ansatz des AOTA Framework für deutsche Systematisierungsansätze einen Beitrag leisten kann.

2.1.1 Die Systematik des Bieler Modells und das Framework

Stellen wir die Systematisierung des BIELER MODELLS (als einen deutschsprachigen Systematisierungsansatz) dem AOTA Framework gegenüber, stoßen wir zunächst auf einen unterschiedlichen Handlungs- bzw. Betätigungs- oder *occupation*-Begriff (vgl. AOTA, 2002, S. 610) im Zusammenhang mit Ergotherapie. Der subjektive Betätigungsbegriff des Framework steht einem vorrangig gegenstandsbezogenen, eher normativen Handlungsbegriff (vgl. BIELER MODELL) gegenüber. Beide Begrifflichkeiten sind einerseits kulturspezifisch besetzt und stehen andererseits in der Tradition der ergotherapeutischen Berufspraxis des jeweiligen Landes. Der BIELER Handlungsbegriff bezieht sich auf Piaget, Leontjew, Volpert, Oerter und Schüpach (Béguin et al., 2002). Nach dem BIELER MODELL sind Handlungen

- gegenstandsbezogen,
- zielgerichtet und bewusst,
- strukturiert,
- selbst-, mit- oder fremdbestimmt,
- Umwelt und Person gestaltend (Béguin et al., 2002).

Der im AOTA Framework definierte *occupation*-Begriff beinhaltet demgegenüber v.a. Betrachtungsweisen nordamerikanischer Autoren (AOTA, 2002). Für den *occupation*-Begriff des Framework wird die Definition von Law et al. (zit. n. AOTA, 2002, S. 610) zugrunde gelegt. Außerdem wird die Unterscheidung von *occupation* und *activity* als zentral dargestellt (AOTA, 2002, S. 610). Der Aspekt der *meaningfulness*, der Bedeutung, ist außerdem ein zentraler sowie das Verständnis von *occupation as means* und *as end* und der Zusammenhang mit gesellschaftlicher Partizipation (AOTA, 2002, S. 610). Zusammengefasst stehen sich hier also unterschiedlich geprägte und komplexe Sichtweisen von menschlicher Betätigung bzw. Handlung gegenüber.

In der folgenden Abbildung 7 werden die Systematik bzw. die zentralen Begrifflichkeiten des Framework denjenigen des BIELER MODELLS gegenübergestellt. Dies bedeutet nicht, dass die entsprechenden Begriffe gleichgesetzt werden sollen. Es sind vielmehr diejenigen Begriffe einander zugeordnet, die sich am ehesten entsprechen.

Begriffe der Systematik des BIELER MODELLS	**Begriffe der Systematik des AOTA Framework**
Handlungsfähigkeit (als Ziel von ET)	*engagement in occupation to support participation in context*
Lebensbereiche: Spiel/Freizeit, Aktivitäten des täglichen Lebens, Schule/Arbeit/Beruf	*Performance in areas of occupation* einschließlich ADLs, instrumentelle ADLs, Bildung und Ausbildung, Arbeit, Spiel, Freizeit, soziale Partizipation
Verhaltensgrundformen: Haltung/Fortbewegung, Umgang mit Gegenständen, soziale Interaktion	*Performance skills:* motorische, Verarbeitungs- und Interaktionsfertigkeiten, Performance patterns: Rollen, Gewohnheiten, Routinen
Physische und psychische Voraussetzungen, Grundfunktionen: sensorisch, motorisch, perzeptiv, kognitiv, emotional	*Client factors* (Körperfunktionen und -strukturen)
Materielle, soziale und kulturelle Voraussetzungen (in den Lebensbereichen)	*Context or contexts:* kulturell, physisch/materiell, sozial, persönlich, spirituell, zeitlich, virtuell *Activity demands:* Gebrauch von Objekten und deren Eigenschaften, Raumanforderungen, soziale Anforderungen, Ablauf und Zeiteinteilung, erforderliche Handlungen, erforderliche Körperfunktionen, erforderliche Körperstrukturen

Abbildung 7: Gegenüberstellung der Systematik der Begriffe des BIELER MODELLS und des Framework.

In Bezug auf das allumfassende Ziel von Ergotherapie steht der „Handlungsfähigkeit" (BIELER MODELL) also *engagement in occupation to support participation in context* (Framework) gegenüber. Letzteres betont ausdrücklich den Aspekt der gesellschaftlichen Partizipation und den des Kontextes. Außerdem ist der Begriff Handlung anders definiert und gefüllt als *occupation* (s.o.). In Bezug auf den Aspekt der Lebensbereiche im BIELER MODELL sind im Framework ausdrücklich nicht die Bereiche an sich gemeint, sondern eben die Performanz in diesen Bereichen. Die Verhaltensgrundformen des BIELER MODELLS werden den *perfor-*

mance skills und *patterns* gegenübergestellt. Allerdings folgt die Aufteilung der Verhaltensgrundformen in Haltung/Fortbewegung, Umgang mit Gegenständen und soziale Interaktion einer anderen Unterteilung als diejenige des Framework in Fertigkeiten und Verhaltensmuster (Rollen, Gewohnheiten, Routinen). Das Framework liefert an dieser Stelle eine differenziertere Betrachtungsweise. Die *client factors* des Framework beziehen sich ausdrücklich auf die ICF. Das Pendant dazu könnten die psychischen und physischen Voraussetzungen aus dem BIELER MODELL bilden. In Bezug auf die materiellen, sozialen und kulturellen Voraussetzungen gegenüber den *contexts* und *activity demands*, wie sie im Framework definiert sind, gilt das Gleiche. Auch hier bietet das Framework eine differenziertere Terminologie als Rahmen an.

Diese vorgenommene Gegenüberstellung bleibt noch an der Oberfläche und dringt nicht in die Tiefe der Begrifflichkeiten, da es hauptsächlich um Ansätze und Möglichkeiten von Systematisierung geht. Eine detailliertere Betrachtung bleibt einem größeren Forschungsvorhaben vorbehalten. Wie beispielhaft gezeigt, liefern die Begrifflichkeiten des Framework jedenfalls Denk- und Diskussionsanstöße für differenziertere Betrachtungsweisen der entsprechenden Konstrukte des BIELER MODELLS.

2.1.2 Die Systematik ergotherapeutischer Behandlungsverfahren in der APrV und das Framework

In der Gegenüberstellung der an die medizinischen Subdisziplinen angelehnten Systematik ergotherapeutischer „Verfahren" mit der Systematik des AOTA Framework wird deutlich, dass es keine begrifflichen Entsprechungen geben kann (wie Abbildung 8 zeigt). Es handelt sich vielmehr um unterschiedliche Perspektiven, aus denen ergotherapeutische Arbeitsbereiche oder Interventionen beschrieben werden können: Aus der Perspektive unterschiedlicher Aspekte von Betätigung einerseits und andererseits aus der Perspektive eines ergotherapeutischen „Verfahrens".

Folgen wir der Abbildung, ließen sich aus beiden Perspektiven Schnittpunkte bilden, z.B. ließe sich ein Anziehtraining mit einer von Hemiplegie betroffenen älteren Dame sowohl als neurophysiologisches Behandlungsverfahren als auch durch die verschiedenen Aspekte des Framework beschreiben. Mit der Beschreibung durch die deutsche Verfahrenssystematik bleibt aber unklarer und schwerer fassbar, worauf der Schwerpunkt der ergotherapeutischen Intervention liegt. Aus dieser Perspektive wird nur deutlich, in welchem medizinischen Fachbereich die Intervention stattfindet, allerdings nicht, ob es sich um eine Adaption der Umweltbedingungen oder eine therapeutische Intervention an den Verhaltensmustern der Klientin handelt. Das Framework ermöglicht dagegen eine Beschreibung

Behandlungsverfahren (Lehrbuchsystematik) / Framework (Systematik der *domain*)	Motorisch-funktionelle Behandlungsverfahren	Neurophysiologische und neuropsychologische Behandlungsverfahren	Psychosoziale Behandlungsverfahren	Arbeitstherapeutische Verfahren	Adaptive Verfahren
Performance in areas of occupation					
Performance skills					
Performance patterns					
Client factors					
Activity demands					
Context or contexts					

Abbildung 8: Gegenüberstellung der Systematik der *domain of occupational therapy* (Framework) und der Klassifikation der Ergotherapie nach Behandlungsverfahren (Ausbildungs- und Prüfungsverordnung, Lehrbuch).

dieser Intervention unter den verschiedenen Aspekten, z.B. durch die *activity demands* als *performance in areas of occupation*, durch die *performance skills* usw. von Klientinnen und Klienten.

Dass die dargestellte Verfahrenssystematik in sich nicht konsistent und überschneidungsfrei und deswegen ungeeignet ist, den ergotherapeutischen Bereich umfassend zu beschreiben, wurde schon in Kapitel 1.2.2 gezeigt. Sie stellt allerdings eine nicht unübliche Kategorisierung und Perspektive medizinischer Institutionen und Subdisziplinen dar und damit eine institutionszentrierte Sichtweise. Damit steht sie im Gegensatz zu aktuellen stärker personenzentrierten Ansätzen im Gesundheitsbereich (z.B. ICF, personenzentrierte Hilfen für psychisch Kranke), die individuelle Hilfebedarfe von Personen auf verschiedenen Ebenen formulieren, die unabhängig von Aufgabenverteilung und Fachbereichsdenken der Versorgungseinrichtungen sein können. Eine differenziertere und eigenständigere Sichtweise in Bezug auf Ergotherapie stellt auch hier das Framework zur Verfügung. Anregend für die Berufspraxis könnte die Gleichrangigkeit der verschiedenen Bestandteile der *domain* von Ergotherapie im Framework sein: Die Betrachtung und Adaption der Umwelt als ergotherapeutische Maßnahme würde stärker als bisher ins Blickfeld rücken.

2.2 Folgerungen: Inwiefern das AOTA Framework bereichernde Systematisierungsansätze bietet

Eine Auseinandersetzung in Deutschland über Klassifikationen und Systematisierungsansätze der Ergotherapie könnte insofern vom Framework profitieren, als es eine Möglichkeit darstellt, wie der ergotherapeutische Bereich eigenständig, vollständig und konsistent erfasst werden kann. Das Framework liefert wie dargestellt Diskussionsanstöße im Hinblick auf den deutschen Betätigungs- und Handlungsbegriff (vgl. 2.1.1): Ist Betätigung ausschließlich Mittel oder auch Ziel der Therapie (in Anlehnung an das Verständnis von *occupation as end* und *as means,* vgl. 1.3.2, S. 37f.)? Herrscht ein eher normatives Verständnis von Handlungsaktivitäten oder ein subjektives Verständnis von menschlichen Betätigungen vor? Die vorgestellten Systematisierungen lassen in dieser Hinsicht auf unterschiedliche Möglichkeiten und Gegenstandsverständnisse schließen.

Eine parallele Frage stellt sich in Bezug auf den Krankheits- bzw. Gesundheitsbegriff für die Ergotherapie. Inwieweit spielt die Einschätzung und Problemdefinition des Betroffenen eine Rolle? Besteht ein Experte-Patient-Verhältnis oder ein partnerschaftliches Arbeitsbündnis von Therapeutin und Klient/Klientin? Im gesundheitswissenschaftlichen Konstrukt der Lebensqualität spielt die subjektive Einschätzung der Betroffenen eine entscheidende Rolle und bildet in verschiedenen Zusammenhängen die Grundlage für Versorgungsentscheidungen und Forschungsfragen (vgl. z.B. Lauterbach und Schrappe, 2001). Die genannten Fragen können Anregungen für die Reflexion der eigenen Berufspraxis darstellen. Berufspolitisch stellt sich die Frage einer konsensualen Außendarstellung. Auf der theoretischen Ebene von Ergotherapie als eigenständiger Disziplin sind dies Fragen der Grundannahmen.

2.2.1 Beitrag zum ergotherapeutischen Berufsprofil

Das Framework bietet vielerlei Beiträge zum „Projekt Berufsprofil" des Verbandes DVE, insbesondere für den Teil C, die Systematik ergotherapeutischen Handelns (vgl. S. 23f.). Eine einheitlichere Beschreibung der Berufspraxis ist notwendig, um die Qualitätssicherung zu unterstützen. Denn durch die einheitliche Beschreibung des Therapie-Prozesses wird transparenter, was unter qualitativ guter Ergotherapie zu verstehen ist und was nicht. Die Gliederung des ergotherapeutischen Prozesses aus dem Framework in Evaluation, Intervention und Outcome wurde bereits als eine mögliche Struktur aufgenommen (DVE, 2004, S. 193f.). Ein gemeinsamer Standpunkt könnte bereichernde Aspekte in Bezug auf folgende grundlegende Fragen bieten: Wie kommen Zielsetzungen in der Therapie zustande, auf welchen Ebenen ist der Erfolg, das Ergebnis, das Outcome der Therapie zu messen? Darüber herrscht in der Ergotherapie in Deutschland durchaus kein Einvernehmen.

Die Fragen sind jedoch vor dem Hintergrund gesundheitspolitisch wichtiger werdender Wirksamkeitsnachweis-Forschung immer bedeutsamer. Insofern wäre ein theoretisch untermauerter Konsens darüber hilfreich.

2.2.2 Beitrag zum Klientenbegriff

Eine weitere Anregung für die deutsche Ergotherapie bringt der im Framework beschriebene Standpunkt zur Frage: „Wer ist die Klientin/der Klient der Ergotherapie?". Das Framework fasst den Klienten-Begriff sehr weit, bezieht ihn nämlich auf Einzelpersonen, Bezugspersonen oder Populationen (vgl. 1.3.2). In der deutschen Ergotherapie herrscht ein disparates Klientenverständnis, keinesfalls besteht Einigkeit darüber. Meist ist die Einzelperson gemeint, in einigen Arbeitsfeldern, wie z.B. der Pädiatrie auch Angehörige oder nur diese, Betreuer, Lehrer, Arbeitgeber. Die Auseinandersetzung mit dem Klientenbegriff ist eine Frage der Verständigung darüber, wer die ergotherapeutische Leistung erhält, auf wessen Bedarf sie ausgerichtet ist, wer Auftraggeber ist usw., also eine grundlegende ethische Frage ebenso wie Voraussetzung für Erfolgskontrolle und Qualitätssicherung.

2.2.3 Zur Bezugnahme auf die ICF

Im Framework wird insgesamt ausdrücklich auf den ICF Bezug genommen. Dies äußert sich z.B. darin, dass die *client factors* identisch mit den Körperfunktionen und -strukturen (in der ICF) definiert werden und die Framework-Begrifflichkeiten den ICF-Begriffen gegenübergestellt werden. Die stärkere Bezugnahme ergotherapeutischer Begrifflichkeiten und Definitionen auf die ICF ist ebenfalls eine Anregung für die Diskussion deutscher Terminologie. Denn die ICF bietet ja gerade eine international standardisierte und berufsübergreifende Terminologie. Indem sich auf sie bezogen wird, könnten Begriffe und Sachverhalte auch Berufsfremden verständlicher gemacht werden und erhielten so eine standardisierte Grundlage.

2.2.4 Zur Bestimmung des ergotherapeutischen Gegenstandsbereichs

Diese Festschreibung des ergotherapeutischen Gegenstandsbereichs, der *domain of occupational therapy*, könnte eine Diskussion über ergotherapeutische „Kernbereiche" anregen: Welches sind Randbereiche, was ist keine ergotherapeutische (Kern-)Leistung, was stellt eine vor- oder nachbereitende Intervention dar? Eine Auseinandersetzung darüber unterstützt nicht nur das Selbstverständnis, sondern ist auch berufspolitisch von hoher Relevanz. Damit sind v.a. gesetzliche Regelungen, wie die Heil- und Hilfsmittelrichtlinien gemeint, für die es von entscheidender Bedeutung ist, wie ergotherapeutische Aufgabenbereiche und Interventionen besser benannt werden können.

Daneben ist die einheitliche Benennung eines Zuständigkeits- und Gegenstandsbereichs der Ergotherapie hilfreich in der multidisziplinären Zusammenarbeit, um Zuständigkeits- und Kompetenzbereiche besser abstecken zu können. Das Gleiche gilt letztendlich für den gesamten Bereich der Ausbildung, Curriculumserstellung und Strukturierung von Lehrbüchern als Rahmen und theoretisches Konstrukt. Eine eigenständige Systematisierung von Ergotherapie, wie sie im Framework vorgenommen wird, könnte also zur Strukturierung von Lehre, Lehrbüchern, Darstellung der Berufspraxis und Interventionen (intern und extern), als Terminologie und in der Berufspolitik Anwendung finden.

2.2.5 Zum Problem der Kulturspezifität

Bei allen Diskussionsanstößen und Bereicherungen, die das Framework bietet, kann es allerdings nicht darum gehen, seine Inhalte für die deutsche Ergotherapie unkritisch zu übernehmen. Auch Marotzki (2002, S. 48) macht darauf aufmerksam, dass mit der Umsetzung von Therapiekonzeptionen aus dem englischen Sprachraum ein hohes Konfliktpotenzial verbunden sein kann (vgl. Kapitel 2.2.1). Letztendlich sind solche Konzeptionen historisch gemeinsam mit anderen Strukturen gewachsen und passen daher in ein bestimmtes Versorgungssystem und in eine bestimmte Gesellschaft und Kultur (in diesem Fall die US-amerikanische), lassen sich in eine andere aber nicht ohne weiteres integrieren. Bei allen Anregungen, die internationale Literatur bietet, sollte darum immer der Aspekt der Kulturspezifität berücksichtigt werden, die Übertragbarkeit bleibt immer zu überprüfen. Auch Beyermann (2001) betont in Bezug auf ergotherapeutische Denkmodelle:

> „Der Transfer wissenschaftlicher, vor allem universell argumentierender Modelle, die in einer ausländischen, spezifischen Wissenschaftstradition stehen und in einen anderen Kontext von Berufspraxis eingebunden sind, ist mit einigen Problemen hinsichtlich des Erklärungs- und Anwendungspotenzials behaftet" (S. 324).

Diese Aussage trifft sicher nicht nur für ergotherapeutische Denkmodelle, sondern auch für Systematisierungen ergotherapeutischer Wissens- und Zuständigkeitsbereiche zu. Dazu bemerkt sie für Deutschland außerdem:

> „Um berufliche Identität zu entfalten und zu begründen, sollte man nicht (nur) ausländische Vorbilder adaptieren, sondern eine Auseinandersetzung mit der eigenen Vergangenheit und Gegenwart wagen. Die Wurzeln der Ergotherapie, die teilweise in ausländischen Vorbildern wie dem amerikanischen Behaviorismus und Pragmatismus liegen, teilweise an deutsche und europäische Reformpädagogen (z.B. Montessori) anknüpfen, teilweise

aus der konkreten Situation nach dem Kriege resultieren, warten immer noch darauf, entdeckt und aufgenommen zu werden" (Beyermann, 2001, S. 324f.).

Dies ist umso ermutigender, als wir in Kapitel 1.2.1 festgestellt haben, dass viele dieser Wurzeln auch in der gegenwärtigen Berufspraxis der Ergotherapie in Deutschland zu finden sind und sich bewährt haben. Die Integration und systematische Reflexion dieser verschiedenen Ansätze stellt insofern ein großes Potenzial dar.

3 Zusammenfassung und Ausblick

Das AOTA Framework bietet unter Berücksichtigung der Kulturspezifität in vielerlei Hinsicht einen Beitrag zu aktuellen und geläufigen Systematisierungen von Ergotherapie in Deutschland. Einige Anwendungsbereiche wurden kurz vorgeschlagen.

Ein ergotherapeutisches Berufsprofil muss sich nicht über „Fachbereiche" definieren, sondern kann auch über einen eigenen Gegenstand und berufsinterne Handlungslogiken dargestellt und abgegrenzt werden. Damit gehen Bestrebungen zu einheitlichen Begrifflichkeiten einher, bei denen die schon bestehende standardisierte Terminologie der ICF berücksichtigt werden sollte. Dies ist für Außendarstellung, Forschung und Qualitätssicherung (als aktuelle Herausforderungen für die Ergotherapie) von existenzieller Bedeutung. Auch aus Qualitätsaspekten, aber v.a. vor dem Hintergrund ethischer Fragen ist die Festlegung auf den im Framework geprägten Klientenbegriff eine wesentliche Anregung.

Eine deutsche Umsetzung des Framework könnte über erste Ansätze hinaus eine tatsächliche umfassende Systematisierung von Ergotherapie leisten, wie es sie für die deutsche Ergotherapie noch nicht gibt. Wie gezeigt ist eine solche Systematik grundlegend für den Fortbestand und die Weiterentwicklung der Ergotherapie, da sie sowohl berufssichernde (finanzielle), identitätsstiftende, kommunikationsoptimierende, Ausbildung und Forschung fördernde und grundlegend ethisch handlungsleitende Funktion hat.

Diese Arbeit zeigt die theoretische Perspektive einer Systematisierung und eines Gegenstandsverständnisses von Ergotherapie auf. Zur Theorieentwicklung gehören jedoch auch Möglichkeiten zur empirischen Überprüfung von Modellen und Klassifikationen (vgl. Beyermann, 2001, S. 325). In dieser Arbeit wurden zwar unterschiedliche Ansätze zur Systematisierung der Ergotherapie in Deutschland zusammengetragen – die empirische Überprüfung, inwieweit diese theoretischen Ansätze sich auch in der Berufspraxis finden lassen bzw. diese widerspiegeln, steht aber noch aus. Fraglich bleibt vorerst, wie relevant eine theoretische Herangehensweise an solche Fragestellungen für die Berufspraxis in Deutschland ist. Im Zusammenhang mit den neu eingerichteten Studiengängen für Ergotherapie bemerkt Beyermann (2001) dazu: „Insgesamt wird wohl weniger die systematisch-theoretische Perfektion der Theoriebildung als ihre praktische Umsetzbarkeit in Handlungskonzepte entscheidend sein" (a.a.O., S. 326).

4 Literaturverzeichnis

American Occupational Therapy Association (1994). Uniform Terminology for Occupational Therapy (3rd ed.). In K. Jacobs & L. Jacobs (Hrsg.) (2001), Quick Reference Dictionary for Occupational Therapy (3rd ed.) (S. 525-547). Thorofare, NJ, USA: Slack.

American Occupational Therapy Association (2002). Occupational therapy practice framework: Domain and process. American Journal of Occupational Therapy, 56, 609-639.

Béguin, H., Dreier, S., Hansmann, S., Nieuwesteeg, M., Mosthaf, U., Oberauer, B., Schüpbach, H., Somazzi, M., Fatzer V. & Versümer, G. Das Bieler Modell. www.ergotherapieschulebiel.ch, Zugriffsdatum: 21.12.2002.

Berting-Hünecke, Ch. (2000). Adaptive Verfahren – Behandlungsplanung. In C. Scheepers, U. Steding-Albrecht & P. Jehn (Hrsg.), Ergotherapie – Vom Behandeln zum Handeln (S. 430). Stuttgart, New York: Georg Thieme Verlag.

Beyermann, G. (1999). Ergotherapie: Eine Wissenschaft für sich? Eine Wissenschaft für mich? Ergotherapie, (2), 24-29.

Beyermann, G. (2001). Woher-Wohin? Didaktischer Leitfaden zur Ausbildungsplanung in den Gesundheitsberufen am Beispiel der Ergotherapie. Idstein: Schulz-Kirchner Verlag.

Bühler, S., Hack, B. M., Miesen, M. & Priebe, Ch. (2001). Was bestimmt ergotherapeutisches Handeln? Berufsprofil Ergotherapie in Deutschland. Ergotherapie & Rehabilitation, 41 (11), 19-24.

Deutscher Verband der Ergotherapeuten e.V. (2002). Ergotherapie heute [Informationsbroschüre]. Karlsbad.

Deutscher Verband der Ergotherapeuten e.V., Miesen, M. (Hrsg.). (2004). Berufsprofil Ergotherapie 2004. Idstein: Schulz-Kirchner Verlag.

Fischer, A. (2002). Beitrag zur Entwicklung einer deutschsprachigen ergotherapeutischen Terminologie. Ergotherapie – Zeitschrift für angewandte Wissenschaft, 3 (1), 11-30.

Götsch, K. (2001). Ausbildungskonzept Ergotherapie: Frankfurter Curriculum. Idstein: Schulz-Kirchner Verlag.

Golledge, J. (1998a). Distinguishing between Occupation, Purposeful Activity and Activity, Part 1: Review and Explanation. British Journal of Occupational Therapy, 61(3), 100-110.

Golledge, J. (1998b). Distinguishing between Occupation, Purposeful Activity and Activity, Part 2: Why is the Distinction Important? British Journal of Occupational Therapy, 61(4), 156-160.

Harth, A. & Pinkepank, S. (2000). Motorisch-funktionelle Behandlungsverfahren – Die holistische Betrachtungsweise im Assessment-Prozess. In C. Scheepers, U. Steding-Albrecht & P. Jehn (Hrsg.), Ergotherapie – Vom Behandeln zum Handeln (S. 133). Stuttgart, New York: Georg Thieme Verlag.

Harth, A. & Scheepers, C. (2000). Motorisch-funktionelle Behandlungsverfahren – Einleitung. In C. Scheepers, U. Steding-Albrecht & P. Jehn (Hrsg.), Ergotherapie – Vom Behandeln zum Handeln (S. 124-125). Stuttgart, New York: Georg Thieme Verlag.

Hinojosa, J. & Kramer, P. (1997). Statement – Fundamental Concepts of Occupational Therapy: Occupation, Purposeful Activity, and Function. American Journal of Occupational Therapy, 51(10), 864-866.

Jentschura, G. & Janz, H.-W. (Hrsg.). (1979a). Beschäftigungstherapie – Grundlagen und Praxis (Band 1). Stuttgart: Georg Thieme Verlag.

Jentschura, G. & Janz, H.-W. (Hrsg.). (1979b). Beschäftigungstherapie – Grundlagen und Praxis (Band 2). Stuttgart: Georg Thieme Verlag.

Jerosch-Herold, Ch., Marotzki, U., Hack, B. M. & Weber, P. (Hrsg.) (1999). Konzeptionelle Modelle für die ergotherapeutische Praxis. Berlin, Heidelberg, New York: Springer.

Kolster, F. (2000). Systematik der Ergotherapie – Einleitung. In C. Scheepers, U. Steding-Albrecht & P. Jehn (Hrsg.), Ergotherapie – Vom Behandeln zum Handeln (S. 104). Stuttgart, New York: Georg Thieme Verlag.

Kubny-Lüke, B. (2000). Geschichte der Ergotherapie. In C. Scheepers, U. Steding-Albrecht & P. Jehn (Hrsg.), Ergotherapie – Vom Behandeln zum Handeln (S. 2-8). Stuttgart, New York: Georg Thieme Verlag.

Lauterbach, K., & Schrappe, M. (Hrsg.). (2001). Gesundheitsökonomie, Qualitätsmanagement und Evidence-based Medicine. Stuttgart: Schattauer-Verlag.

Law, M., Polatajko, H., Carswell, A., McColl, M. A., Pollock, N. & Baptiste, S. (1999). Glossar. In Ch. Jerosch-Herold, U. Marotzki, B. M. Hack, & P. Weber (Hrsg.), Konzeptionelle Modelle für die ergotherapeutische Praxis (S. 172-173). Berlin, Heidelberg: Springer.

Marotzki, U. & Hack, B. M. (1999). Zum Fortgang der Professionalisierung der deutschen Ergotherapie. In Ch. Jerosch-Herold, U. Marotzki, B. M. Hack, & P. Weber (Hrsg.), Konzeptionelle Modelle für die ergotherapeutische Praxis (S. 175-205). Berlin, Heidelberg: Springer.

Marotzki, U. (2000). Praxismodelle in der Ergotherapie. In C. Scheepers, U. Steding-Albrecht & P. Jehn (Hrsg.), Ergotherapie – Vom Behandeln zum Handeln (S. 66-73). Stuttgart, New York: Georg Thieme Verlag.

Marotzki, U. (2002). Was Praxismodelle der Ergotherapie sind und was sie nicht sind. In U. Marotzki (Hrsg.), Ergotherapeutische Modelle praktisch angewandt (S. 12-19). Berlin, Heidelberg, New York: Springer.

Marotzki, U. (2004). Zwischen medizinischer Diagnose und Lebensweltorientierung – eine Studie zum professionellen Arbeiten in der Ergotherapie. Idstein: Schulz-Kirchner Verlag.

Miesen, M. (2000). Die Berufsausbildung in der ehemaligen DDR (1959-31.8.1991). In C. Scheepers, U. Steding-Albrecht & P. Jehn (Hrsg.), Ergothe-

rapie – Vom Behandeln zum Handeln (S. 16-17). Stuttgart, New York: Georg Thieme Verlag.
Moyers, P. A. (1999). The Guide to Occupational Therapy Practice. American Journal of Occupational Therapy, [Special Issue] 53(3), 247-290.
Néve, W. de (1997). Die weitere Entwicklung der Ergotherapie. In W. Presber & W. de Néve (Hrsg.), Ergotherapie – Grundlagen und Techniken (S. 8-10). Berlin: Ullstein Mosby.
Pott, H. (2000). Motorisch-funktionelle Behandlungsverfahren – Behandlungsplan. In C. Scheepers, U. Steding-Albrecht & P. Jehn (Hrsg.), Ergotherapie – Vom Behandeln zum Handeln (S. 142-143). Stuttgart, New York: Georg Thieme Verlag.
Presber, W. (1997). Grundlagen der Ergotherapie. In W. Presber & W. de Nève (Hrsg.), Ergotherapie – Grundlagen und Techniken (S. 85-146). Berlin: Ullstein Mosby.
Presber, W. & Nève, W. de (Hrsg.). (1997). Ergotherapie – Grundlagen und Techniken. Berlin: Ullstein Mosby.
Roggman, B. (1997). Kurzanalyse ergotherapeutischer Behandlungstechniken. Dortmund: Verlag modernes lernen.
Scheepers, C. (2000). Ergotherapie heute. In C. Scheepers, U. Steding-Albrecht & P. Jehn (Hrsg.), Ergotherapie – Vom Behandeln zum Handeln (S. 26-40). Stuttgart, New York: Georg Thieme Verlag.
Scheepers, C., Steding-Albrecht, U. & Jehn, P. (Hrsg.). (2000). Ergotherapie – Vom Behandeln zum Handeln. Stuttgart, New York: Georg Thieme Verlag.
Scheiber, I. (1989). Ergotherapie in der Psychiatrie. München: Bartenschlager Verlag.
Schewior-Popp, S. (1999). Krankengymnastik und Ergotherapie. Idstein: Schulz-Kirchner Verlag.
Systematik. (1989). In dtv-Brockhaus-Lexikon (Band 18, S. 57). Mannheim: F.A. Brockhaus und München: Deutscher Taschenbuchverlag.
Systematik. (1982). In Duden „Fremdwörterbuch" (Der Duden in 10 Bänden; Bd. 5, S. 745). Mannheim: Bibliographisches Institut & F. A. Brockhaus.
Theorie. (1989). In dtv-Brockhaus-Lexikon (Band 18, S. 174). Mannheim: F. A. Brockhaus und München: Deutscher Taschenbuchverlag.
Theorie. (1982) In Duden „Fremdwörterbuch" (Der Duden in 10 Bänden; Bd. 5, S. 760). Mannheim: Bibliographisches Institut & F. A. Brockhaus.
Trombly, C. A. (1995). Occupation: Purposefulness and Meaningfulness as Therapeutic Mechanisms. American Journal of Occupational Therapy, 49(10), 960-972.
Uexküll, Th. von & Wesiak, W. (1998). Theorie der Humanmedizin. München, Wien, Baltimore: Urban & Schwarzenberg.

World Health Organization (2002). Internationale Klassifikation der Funktionsfähigkeit, Behinderung und Gesundheit (ICF). [Deutschsprachige Fassung vom Juli 2002]. www.ifrr.vdr.de, Zugriffsdatum: 30.11.2002.

Gesetzestexte:

Ausbildungs- und Prüfungsverordnung für Ergotherapeutinnen und Ergotherapeuten vom 2. August 1999 (am 1. Juli 2000 in Kraft getreten).

Hilfsmittel für die Übersetzung:

Pons (2001). Großwörterbuch für Experten und Universität. Stuttgart, Düsseldorf, Leipzig: Klett-Verlag.

Deutscher Verband der Ergotherapeuten e.V. (Hrsg.) (2000). Fachwörterbuch Ergotherapie. Idstein: Schulz-Kirchner Verlag.

5 Abbildungsverzeichnis

6 Anhang
Das AOTA Framework

Den Anhang bildet eine Arbeitsversion der Übersetzung des Kerntextes des „Occupational Therapy Practice Framework: Domain and Process" (ohne Anhang und Tabellen) und Erläuterungen zum Hintergrund des Framework (6.2). In 6.3 ist mit freundlicher Genehmigung der AOTA der Originaltext abgedruckt.

6.1 Anmerkungen zur Übersetzung

Die Übersetzung des AOTA Framework (2002) ins Deutsche stand am Beginn dieser Arbeit. Die Frage nach einer Systematik des ergotherapeutischen Gegenstandsbereichs steht in engem Bezug zu der Auseinandersetzung mit ergotherapeutischen Begrifflichkeiten und Terminologie. Ziel der Übersetzung des Framework ins Deutsche war es, möglichst nah am Originaltext zu bleiben, das Dokument dabei sinngemäß wiederzugeben und einen flüssigen und lesbaren Text als Ergebnis vorzustellen. Die Übersetzung zentraler Begriffe in der deutschen Fassung der ICF (WHO, 2002), wie z.B. Partizipation, Einbezogensein in eine Lebenssituation oder Kontext, diente als Grundlage, um einer einheitlicheren Terminologie näher zu kommen.
Eine Schwierigkeit stellt u.a. dar, dass im amerikanischen Originaltext zentrale Begrifflichkeiten häufig wiederholt werden, die im Deutschen verschiedene Bedeutungen haben. Hier wurde versucht, dasselbe amerikanische Wort mit möglichst immer dem gleichen deutschen Begriff zu übersetzen, so dass die im Framework verfolgte Absicht, diese Begriffe in unterschiedlichen Zusammenhängen zu prägen und eingängiger zu machen, erhalten blieb. Allgemein problematisch bei Übersetzungen sind auch hier unterschiedliche Konnotationen. Zu den zentralen Begriffen folgen daher einige kurze Anmerkungen.
Engagement in occupation to support participation in context wurde übersetzt mit „Eingebundensein in Betätigung, um die Partizipation im Kontext zu unterstützen". *Engagement in occupation* wurde von der sprachlichen Form her ähnlich übersetzt wie in der ICF *involvement in a life-situation* als „Einbezogensein in eine Lebenssituation".
Domain of occupational therapy ist wörtlich übersetzt das Gebiet, der Bereich, die Domäne der Ergotherapie. *Domain of concern* ist wörtlich nicht sinnvoll zu übersetzen, entspräche von der Bedeutung her am ehesten dem Gegenstands- oder Zuständigkeitsbereich der Ergotherapie, Arbeitsbereich, Interessens- oder Anliegensbereich. Da es im Framework um die vollständige Erfassung des Gebietes der Ergotherapie geht, wurde *domain of concern* mit Gegenstandsbereich

übersetzt. *Performance* wurde durchgängig mit Performanz[13] übersetzt, da dies inzwischen ein in der deutschen Ergotherapie gebräuchlicher Fachterminus geworden ist. *Occupation* ist durchgehend mit Betätigung übersetzt in Anlehnung an Jerosch-Herold, Marotzki, Hack und Weber (1999, XXIX). Die Problematik, die mit diesem Begriff verbunden ist, ob z.B. ein subjektiver Betätigungsbegriff oder ein normativer Aktivitäts- bzw. Handlungsbegriff bezeichnet wird, bleibt dabei erhalten. *Context* oder *contexts* meint Zusammenhang oder Zusammenhänge, sinngemäß übersetzt und gebräuchlicher für *in context* wäre hier „in persönlichen und gesellschaftlichen Zusammenhängen bzw. Umfeld". Das Wort Kontext wurde in diesem Fall als im Deutschen gebräuchliches Fremdwort beibehalten, übereinstimmend mit der deutschsprachigen Fassung der ICF (WHO, 2002).

Partizipation wurde angelehnt an die deutschsprachige Fassung der ICF (WHO, 2002) nicht als Teilhabe übersetzt, sondern als Partizipation beibehalten. Ebenso wird *setting* beibehalten, da es in der Fachsprache im therapeutischen Kontext geläufig ist. Gleiches gilt für *evaluation, intervention* und *outcome* bzw. *outcomes*. Auch diese sind als im Deutschen verständliche und geläufige Fachtermini in der Übersetzung beibehalten worden. Evaluation ist auch im Deutschen gebräuchlich. *Intervention* könnte als Behandlung oder Eingriff übersetzt werden, beides beinhaltet jedoch auch eine Bedeutungsverschiebung. Deswegen habe ich mich in der Übersetzung für das treffendere Fremdwort Intervention entschieden. *Outcome* könnte mit Ergebnis übersetzt werden, allerdings ist für den Gesundheitsbereich der Begriff Outcome durchaus geläufig. Insofern wurde *outcome* unterschiedlich übersetzt, je nachdem, ob das Fachwort Outcome oder allgemein Ergebnis gemeint war. *Process of service delivery* ist mit Behandlungsprozess übersetzt, wobei der Dienstleistungsgedanke in dem Wort nicht mehr enthalten ist. „Dienstleistungsprozess" wäre daher zwar inhaltlich präziser, ist im Deutschen für therapeutische Leistungen jedoch nicht geläufig.

13 Siehe Fußnote zu occupational performance (2.3.1).

6.2 Ergotherapie Praxisrahmen: Gegenstandsbereich und Prozess (Übersetzung)

Inhalt

(Die Danksagungen, Anhänge als Tabellen 1-10, Glossar und Literaturangaben sind nicht übersetzt und dem Originaltext zu entnehmen.)

Ergotherapie Praxisrahmen: Gegenstandsbereich und Prozess[1]

Ergotherapie ist eine sich entwickelnde Profession. Über die Jahre haben die Untersuchung menschlicher Betätigung und ihrer Komponenten der Profession Einblick verschafft über zentrale Vorstellungen und Konstrukte aufgeklärt, die die ergotherapeutische Berufsausübung bestimmen. Außerdem haben sich die Rolle der Ergotherapie und ihr gesellschaftlicher Beitrag fortwährend weiterentwickelt. Das *Occupational Therapy Practice Framework*: *Domain and Process* (im Weiteren auch das Framework genannt) ist die nächste Entwicklung in einer Reihe von Dokumenten, die über die letzten Jahrzehnte hinweg entwickelt wurden, um die Sprache und Gedankengebäude zu umreißen, die den Fokus der Profession beschreiben.

Das Framework wurde als Antwort auf gegenwärtige Bedarfe der Berufspraxis entwickelt – gemeint ist hiermit der Bedarf, die ergotherapiespezifische Sichtweise auf Betätigung und Alltagsaktivitäten klarer darzustellen und die Anwendung eines Interventionsprozesses zu verdeutlichen, der das Eingebundensein in Betätigung zur Partizipation am (gesellschaftlichen) Leben unterstützt[2]. Der Anstoß für die Entwicklung des Framework war der Revisionsprozess zur Aktualisierung und Überarbeitung der *Uniform Terminology for Occupational Therapy – Third Edition* (UT-III) (American Occupational Therapy Association [AOTA], 1994). Der Hintergrund für die Entwicklung des Framework ist im Anhang am Ende dieses Dokumentes angefügt. So wie die Berufspraxis sich weiterentwickelt, sollte die Praxis den kontinuierlichen Bedarf für das *Occupational Therapy Practice Framework*: *Domain and Process* berücksichtigen und dessen Format in angebrachter Weise evaluieren und modifizieren.

Das Framework verfolgt zwei Ziele: (a) den Gegenstandsbereich zu beschreiben, der die spezifische Sichtweise und die Handlungen[3] der Profession bündelt und begründet und (b) zu umreißen, wie die Dynamik von Evaluation und Intervention im Rahmen des Ergotherapieprozesses mit dem Blickwinkel der Profession auf den Einsatz von Betätigung in Verbindung steht. Der Gegenstandsbereich und der Prozess sind notwendigerweise wechselseitig voneinander abhängig, wobei der Gegenstandsbereich den Bereich der menschlichen Betätigung definiert, auf den der Prozess angewendet wird.

1 Occupational Therapy Practice Framework: Domain and Process
2 engagement in occupation to support participation in life
3 actions

Dieses Dokument ist sowohl an interne als auch an externe Leser gerichtet. Die interne professionelle Leserschaft – Ergotherapeuten und Ergotherapie-Assistenten[4] – können das Framework benutzen, um ihre gegenwärtige Praxis zu überprüfen und neue Anwendungen in entstehenden Praxisfeldern zu berücksichtigen. Ergotherapeutische Lehrkräfte mögen das Framework hilfreich finden, um Studierende über den Dienstleistungsprozess[5] zu unterrichten, der klientenzentriert ist und Eingebundensein in Betätigung ermöglicht, um die Partizipation am Leben zu unterstützen. Dort wo Ergotherapeuten sich in neue und sich erweiternde Dienstleistungsbereiche hineinbewegen, können die Beschreibungen und die Terminologie, die das Framework bereitstellt, sie in der Vermittlung der speziellen Sichtweise der Profession auf Betätigung und Alltagsaktivitäten gegenüber externen Interessierten unterstützen. Die externe Leserschaft kann mit Hilfe des Framework besser verstehen, wie Ergotherapeuten die Funktionsfähigkeit und die Performanz von Alltagsaktivitäten des Klienten unterstützen und wie sie die vielen im Behandlungsprozess angesprochenen Faktoren beeinflussen, die auf die Performanz einwirken (z.B. Performanz-Fertigkeiten, Performanz-Muster, Kontext, Aktivitätsanforderungen, Klientenfaktoren). Die Beschreibung des Prozesses wird der externen Leserschaft im Verständnis helfen, wie Ergotherapeuten ihr Wissen und ihre Fertigkeiten anwenden, um Menschen zu helfen, Alltagsaktivitäten zu bewältigen und wieder aufzunehmen, die Funktion und Gesundheit unterstützen.

Das *Occupational Therapy Practice Framework: Domain and Process* beginnt mit einer Erklärung des Gegenstandsbereiches der Profession. Jeder Aspekt dieses Gegenstandsbereichs ist vollständig beschrieben. Eine Einführung in den ergotherapeutischen Prozess folgt anhand von Leitsätzen, die wichtige Punkte betonen. Jeder Abschnitt des Prozesses ist dann speziell beschrieben. Zahlreiche Quellen, ein Anhang, ein Glossar, eine Literaturliste, eine Bibliografie und der Hintergrund der Entwicklung des Framework sind am Ende des Dokuments angefügt.

---

4 Occupational therapists und occupational therapy assisstents: In den USA existieren zwei verschiedene Ausbildungen, registrierte Ergotherapeuten (registered occupational therapist, OTR) mit Hochschulabschluss und zertifizierte Ergotherapie-Assistenten (certified occupational therapist assistent, COTA). In der weiteren Übersetzung wird der deutschen Berufspraxis entsprechend nur von Ergotherapeuten gesprochen, wenn im Originaltext OTR und COTA steht.

5 Process delivery model

Gegenstandsbereich

Der Gegenstandsbereich der Ergotherapie

„Der Gegenstandsbereich einer Profession setzt sich aus den Bereichen der menschlichen Erfahrung zusammen, in denen Berufsangehörige der Profession anderen Unterstützung anbieten" (Mosey, 1981, S. 51). Ergotherapeuten richten den Blick darauf, Menschen dabei zu unterstützen, sich in Alltagsaktivitäten einzubinden, die für sie bedeutungsvoll[6] und sinnvoll[7] sind. Der ergotherapeutische Gegenstandsbereich ist auf das Interesse der Profession an der Fähigkeit von Menschen, sich in Alltagsaktivitäten einzubinden, zurückzuführen. Der weite Begriff, den Ergotherapeuten benutzen, um die Breite und die Bedeutung von „Alltagsaktivitäten" zu fassen, ist Betätigung[8]. Betätigung, wie in diesem Dokument gebraucht, ist wie folgt definiert:

> „Alltagsaktivitäten ..., benannt, organisiert und mit Wert und Bedeutung versehen von Individuen und einer Kultur. Betätigung ist alles, was Menschen tun, um sich zu beschäftigen, eingeschlossen für sich selbst zu sorgen ... das Leben zu genießen ... und zu dem sozialen und ökonomischen Gefüge ihres Lebensumfeldes beizutragen ..." (Law, Polatajko, Batiste, & Townsend, 1997, S. 32).

Die Fachkenntnis von Ergotherapeuten liegt in ihrem Wissen über Betätigung und wie die Einbindung in Betätigungen genutzt werden kann, um menschliche Performanz und die Folgen von Krankheit und Behinderung zu beeinflussen. In der Arbeit mit Klienten richten Ergotherapeuten ihre Bemühungen darauf, Klienten zu helfen (Betätigungen) auszuführen[9]. Performanz-Veränderungen sind darauf ausgerichtet, das Eingebundensein in bedeutungsvolle Aktivitäten zu unterstützen, die in der Folge Gesundheit, Wohlbefinden und Lebenszufriedenheit beeinflussen.

Die Profession sieht Betätigung sowohl als Mittel[10] als auch als Zweck[11]. Der Prozess der ergotherapeutischen Interventionen kann den therapeutischen Einsatz von Betätigung als ein „Mittel" oder eine Methode zur Veränderung der Performanz mit sich bringen. Der „Zweck" des ergotherapeutischen Interventionsprozesses beginnt mit einem verbesserten Eingebundensein in Betätigung des Klienten.

---

6 meaningful
7 purposeful
8 occupation
9 to perform
10 means
11 end

Beide Begriffe, „Betätigung"[12] und Aktivität[13], werden von Ergotherapeuten eingesetzt, um die Partizipation am täglichen Leben zu verwirklichen. Betätigungen werden allgemein gesehen als Aktivitäten betrachtet, die eine/n einzigartige/n Bedeutung und Zweck in dem Leben einer Person haben. Betätigungen sind zentral für die Identität und Kompetenz einer Person und sie beeinflussen, wie jemand Zeit verbringt und Entscheidungen trifft. Der Begriff Aktivität beschreibt eine allgemeine Klasse menschlicher Handlungen, die zielgerichtet sind (Pierce, 2001). Eine Person mag an Aktivitäten teilnehmen, um ein Ziel zu erreichen, aber diese Aktivitäten beanspruchen keinen Platz von zentraler Wichtigkeit oder Bedeutung für diese Person. Zum Beispiel nehmen viele Leute an der Aktivität des Gärtnerns teil, aber nicht alle von ihnen würden Gärtnern als eine „Betätigung" beschreiben, die zentrale Wichtigkeit und Bedeutung für sie hat. Diejenigen, die Gärtnern als eine Aktivität betrachten, mögen berichten, dass Gärtnern eine Pflicht oder Aufgabe ist, die als Teil der Haus- und Hofpflege erledigt werden muss, aber nicht als eine, die sie besonders genießen (zu tun) oder aus der sie besondere persönliche Befriedigung oder Erfüllung gewinnen. Diejenigen, die Gärtnern als eine Betätigung erleben, sehen sich als „Gärtner" und verbinden mit dieser Betätigung einen Teil ihrer Identität. Sie würden ein Kompetenzgefühl erlangen durch das, was sie durch das Gärtnern erreichen, und würden von einem befriedigenden und erfüllenden Gefühl als Folge ihres Eingebundenseins in dieser Betätigung berichten. Ergotherapeuten (wert)schätzen sowohl Betätigung als auch Aktivität und erkennen deren Wichtigkeit und Einfluss auf Gesundheit und Wohlbefinden an. Sie glauben, dass die beiden Begriffe in enger Beziehung zueinander stehen und erkennen doch, dass jeder Begriff eine unterschiedliche Bedeutung hat und dass (einzelne) Personen beides unterschiedlich erleben. In diesem Dokument werden die beiden Begriffe oft gemeinsam benutzt, um ihre Verbundenheit und doch unterschiedliche Bedeutung zu verdeutlichen.

Der Gegenstandsbereich der Ergotherapie umrahmt die Bühne, in der ergotherapeutische Evaluationen und Interventionen geschehen. Um diesen Gegenstandsbereich für Lesende verständlicher und besser vorstellbar zu machen, ist der Inhalt des Bereichs in Abbildung 1 illustriert. Oben auf der Abbildung findet sich eine allumfassende Äußerung. – *Engagement in Occupation to support Partizipation in Context or Contexts*. Eingebundensein in Betätigung zur Unterstützung der Partizipation im Kontext[14]. Diese Äußerung beschreibt den Bereich im weitesten Sinn. Die anderen in der Abbildung dargestellten Begriffe

---

12 occupation

13 activity

14 Übereinstimmend mit der deutschsprachigen Fassung der ICF (WHO, 2002) wird context mit Kontext übersetzt, meint sinngemäß „in persönlichen und gesellschaftlichen Zusammenhängen bzw. Umfeld" (s. Anm. zur Übersetzung des Framework 6.1).

benennen die verschiedenen Aspekte des Bereichs, die Ergotherapeuten während des Behandlungsprozesses ansprechen. Die drei Begriffe unten in der Abbildung (Kontext, Aktivitätsanforderungen und Klientenfaktoren) identifizieren Bereiche, die Performanzfertigkeiten und Muster beeinflussen. Die beiden Begriffe in der Mitte der Abbildung (Performanz-Fertigkeiten und Performanz-Muster) wurden gewählt, um beobachtete Performanz zu beschreiben, die eine Person ausführt,

Eingebundensein in Betätigung zur Unterstützung der Partizipation in einem Kontext oder in Kontexten
(Engagement in Occupation to support Participation in Context or Contexts)

Performanz in Betätigungsbereichen
Aktivitäten des täglichen Lebens (ADL)*
Instrumentelle Aktivitäten des tägl. Lebens (IADL)
Bildung
Arbeit
Spiel
Freizeit
Soziale Partizipation
(siehe Anhang im Original, Tab. 1)

Performanz-Fertigkeiten
Motorische Fertigkeiten
Verarbeitungsfertigkeiten
Kommunikations- und Interaktions-fertigkeiten
(siehe Anhang im Original, Tab. 2)

Performanz-Muster
Gewohnheiten
Routinen
Rollen
(siehe Anhang im Original, Tab. 3)

Kontext
Kulturell
Physisch
Sozial
Persönlich
Spirituell
Zeitlich
Virtuell
(siehe Anhang im Original, Tab. 4)

Aktivitätsanforderungen
Gebrauch von Objekten und deren Eigenschaften
Raumanforderungen
soziale Anforderungen
Abfolgen und Zeit einteilen
erforderliche Handlungen
erforderliche Körperfunktionen
erforderliche Körperstrukturen
(siehe Anhang im Original, Tab. 5)

Klientenfaktoren
Körperfunktionen
Körperstrukturen
(siehe Anhang im Original, Tab. 6)

* Auch bezeichnet als *basic activities of daily living (BADL)* oder *personal actvities of daily living (PADL)*.

Abbildung 1: (Gegenstands)Bereich der Ergotherapie. Diese Abbildung repräsentiert den Bereich der Ergotherapie und soll Lesenden den gesamten Bereich mit all seinen unterschiedlichen Aspekten erschließen. Kein Aspekt soll als mehr oder weniger wichtig als ein anderer wahrgenommen werden.

wenn sie in eine Bandbreite von Betätigungen eingebunden ist. Keiner in der Abbildung des Gegenstandsbereichs dargestellte Aspekt soll mehr als ein anderer berücksichtigt werden. Ergotherapeuten sind darin ausgebildet, alle Aspekte zu befunden und dieses Wissen auf einen Interventionsprozess anzuwenden, der dazu führt, das Eingebundensein in Betätigungen zur Partizipation im Kontext zu unterstützen. Ergotherapie-Assistenten nehmen an diesem Prozess unter Anleitung eines Ergotherapeuten teil. Die folgende Diskussion bietet eine kurze Erklärung jedes Begriffes in der Abbildung. Weitere Tabellen im Anhang bieten eine vollständige Liste und Definitionen der Begriffe.

Eingebundensein in Betätigung, um die Partizipation im Kontext zu unterstützen

Eingebundensein in Betätigung zur Unterstützung der Partizipation im Kontext ist der Fokus und angestrebtes Ziel der ergotherapeutischen Intervention. Eingebundensein in Betätigung wird als von Natur aus unterstützend und zur Partizipation im Kontext führend gesehen.

Wenn Einzelpersonen sich auf Betätigungen einlassen, widmen sie sich deren Performanz (Ausführung) als eine Folge von eigener Wahl, Motivation und Bedeutung(szuweisung). Der Begriff drückt die Überzeugung der Profession von der Wichtigkeit der Wertschätzung und Berücksichtigung persönlicher Wünsche, Wahlmöglichkeiten und Bedürfnisse während des Evaluations- und Interventionsprozesses aus. Eingebundensein in Betätigung beinhaltet sowohl subjektive (emotionale oder psychologische) Aspekte von Performanz und objektive (äußerlich beobachtbare) Aspekte von Performanz. Sich auf Betätigung einzulassen verstehen Ergotherapeuten von dieser dualen und holistischen Perspektive aus und sprechen alle Performanzaspekte (physisch, kognitiv, psychosozial und kontextuell) an, wenn sie behandeln, um Eingebundensein in Betätigung und Alltagsaktivitäten zu unterstützen.

Ergotherapeuten erkennen, dass Gesundheit unterstützt und erhalten wird, wenn Personen in der Lage sind, sich in Betätigungen und Aktivitäten einzubinden, die erwünschte oder nötige Partizipation in Lebenssituationen zu Hause, in der Schule, am Arbeitsplatz und im kommunalen Leben zulassen. Die Weltgesundheitsorganisation (WHO) hat in ihren Bestrebungen, das Verständnis der Folgen von Krankheit und Behinderung auf Gesundheit zu erweitern, erkannt, dass Gesundheit beeinflusst werden kann von der Unfähigkeit, Aktivitäten auszuführen und an Lebenssituationen teilzuhaben genauso wie durch Probleme, die mit

Körperstrukturen und -funktionen (WHO, 2001) bestehen. Der ergotherapeutische Fokus auf Einbindung in Betätigung, um die Partizipation zu unterstützen, ergänzt die Perspektive der WHO.
Ergotherapeuten erkennen, dass Eingebundensein in Betätigung in verschiedenen Kontexten (kulturell, physisch, sozial, persönlich, zeitlich, spirituell, virtuell) stattfindet. Sie erkennen ebenso, dass die individuelle Perspektive und Performanz nicht verstanden oder angesprochen werden kann, ohne die vielen Kontexte[15] zu verstehen, in denen Betätigungen und Alltagsaktivitäten stattfinden.

Performanz in Betätigungsbereichen

Ergotherapeuten richten ihre Fachkenntnis auf die weite Spannbreite menschlicher Betätigung und Aktivitäten, die das Leben von Menschen ausmachen. Wenn Ergotherapeuten mit einer Einzelperson, einer Gruppe oder einer Bevölkerungsgruppe (Population) arbeiten, um Eingebundensein in Betätigungen und Alltagsaktivitäten zu unterstützen, berücksichtigen sie all die vielen Arten von Betätigungen, in die eine Einzelperson, eine Gruppe oder Population sich möglicherweise einbinden könnten. Diese menschlichen Aktivitäten sind in Kategorien von „Betätigungsbereichen" gegliedert – Aktivitäten des täglichen Lebens (ADLs), Instrumentelle Aktivitäten des täglichen Lebens, Bildung, Arbeit, Spiel, Freizeit und soziale Partizipation (siehe Anhang im Original, Tabelle 1). Ergotherapeuten nutzen ihre Fachkenntnis, um Performanz-Angelegenheiten[16] in einem oder in allen Betätigungsbereichen anzusprechen, die die Fähigkeit einer Person beeinflussen, sich in Betätigungen oder Aktivitäten einzubinden. Die Ausrichtung auf Performanz-Angelegenheiten erfordert Wissen darüber, welche Performanz-Fertigkeiten notwendig sind und welche Performanz-Muster genutzt werden.

Performanz-Fertigkeiten

Fertigkeiten sind kleine Einheiten der Performanz. Sie kennzeichnen, was jemand tut (z.B. bücken, wählen, schauen) gegenüber dem Leistungsvermögen oder den Körperfunktionen (z.B. Gelenkbeweglichkeit, Motivation, Sehschärfe), die dem zugrunde liegen. „Fertigkeiten sind beobachtbare Elemente von Handlung, die implizite funktionale Ziele/Zwecke haben."[17] (Fisher & Kielhofner, 1995, S. 113). Wenn Sie z.B. jemanden beim Ausfüllen eines Schecks beobachten, würden Sie die Fertigkeiten zu greifen, Objekte zu handhaben und die einzelnen Schritte dieser Aktivität zu initiieren und einzuteilen, beobachten, um das Ausfüllen eines Schecks auszuführen.

15 vgl. Fußnote 14
16 performance issues
17 "Skills are observable elements of action that have implicit functional purposes."

Das Durchführen einer Performanz-Fertigkeit geschieht, wenn der Ausführende, der Kontext und die Anforderungen der Aktivität in der Aktivitätsausführung zusammenkommen. Jeder dieser Faktoren beeinflusst die Ausführung der Fertigkeit und kann die Ausführung der Fertigkeit unterstützen oder behindern.
Wenn Ergotherapeuten Performanz analysieren, identifizieren sie speziell die Fertigkeiten, die effektiv oder ineffektiv für die Performanz sind. Sie setzen qualifizierte[18] Beobachtungen ein und ausgewählte Assessments, um die folgenden Fertigkeiten zu evaluieren:

- Motorische Fertigkeiten – werden beobachtet, wenn der Klient sich bewegt und mit Arbeitsobjekten[19] und dem Umfeld interagiert. Aspekte motorischer Fertigkeiten beinhalten Haltung, Beweglichkeit, Koordination, Muskelkraft und Anstrengung sowie Tatkraft. Beispiele spezieller motorischer Performanz-Fertigkeiten beinhalten Stabilisierung des Körpers, Beugen und das Handhaben von Objekten.
- Verarbeitungsfertigkeiten – werden beobachtet, wenn der Klient Handlungen steuert und anpasst, während er eine Aufgabe erfüllt. Aspekte von Verarbeitungsfertigkeiten beinhalten Tatkraft, Wissen, zeitliche Organisation, organisieren von Raum und Objekten und Anpassung. Beispiele spezieller Verarbeitungsfertigkeiten beinhalten das Aufrechterhalten der Aufmerksamkeit für eine Aufgabe, das Auswählen angemessener Werkzeuge und Materialien für eine Aufgabe, logische Organisation des Arbeitsplatzes oder die Vorgehensweise zur Aufgabenbewältigung an ein auftretendes Problem anzupassen.
- Kommunikations- und Interaktionsfertigkeiten – werden beobachtet, wenn der Klient seine oder ihre Absichten und Bedürfnisse mitteilt und das Sozialverhalten im Umgang mit anderen koordiniert. Aspekte von Kommunikations- und Interaktionsfertigkeiten beinhalten Körperlichkeit, Informationsaustausch und Beziehungen. Beispiele spezieller Interaktions- und Kommunikationsfertigkeiten beinhalten Gestik, um Aufmerksamkeit auszudrücken, Fragen nach Information, Ausdrücken von Affekten oder sich auf angemessene Art und Weise anderen mitzuteilen.

Gelungene Performanz (z.B. effektive Ausführung von Performanz-Fertigkeiten) hängt von den Klientenfaktoren (Körperfunktionen, Körperstrukturen), Aktivitätsanforderungen und dem Kontext ab. Das Vorhandensein zugrunde liegender Klientenfaktoren jedoch (Körperfunktionen und Körperstrukturen) gewährleistet nicht zwangsläufig eine effektive Ausführung von Performanz-Fertigkeiten (siehe Anhang im Original, Tabelle 2, für die vollständige Liste der Performanz-Fertigkeiten).

---

18 skilled
19 task objects

Performanz-Muster

Performanz-Muster meinen Gewohnheiten, Routinen und Rollen, die von einer (Einzel)Person angenommen wurden, wenn sie oder er Betätigungen oder Alltagsaktivitäten ausführt. Gewohnheiten meinen spezifisches automatisiertes Verhalten, während bestehende Routinen (Ab)Folgen von Betätigungen oder Aktivitäten sind, die eine Alltagsstruktur darstellen. Rollen sind „eine Gruppe von Verhaltensweisen, über deren Funktion soziale (gesellschaftliche) Einigkeit besteht und für die es akzeptierte Normen gibt" (Christiansen & Baum, 1997, S. 603). Performanz-Muster entwickeln sich über Zeit und sind durch den Kontext beeinflusst (siehe Anhang im Original, Tabelle 3).

Kontext

Kontext bezieht sich auf eine Vielzahl von miteinander zusammenhängenden Bedingungen innerhalb des Klienten und ihn umgebend, die seine Performanz beeinflussen. Diese Kontexte können kulturell, physisch, sozial, persönlich, spirituell, zeitlich und virtuell sein. Einige Kontexte liegen außerhalb des Klienten (z.B. der physische Kontext, der soziale Kontext, der virtuelle Kontext) und einige sind innerhalb des Klienten (z.B. persönlich, spirituell); einige mögen äußerliche Kennzeichen haben, die internalisierte Überzeugungen und Werte beinhalten (z.B. kulturell). Kontexte können Zeitdimensionen beinhalten (z.B. innerhalb eines zeitlichen Kontextes, der Tageszeit; innerhalb des persönlichen Kontextes, das Lebensalter) und Raumdimensionen (z.B. innerhalb des physischen Kontextes, die Größe des Raumes, in denen Aktivität stattfindet). Wenn Ergotherapeuten versuchen, Performanz-Fertigkeiten und -Muster zu verstehen, berücksichtigen sie die speziellen Kontexte, die die Performanz einer bestimmten Betätigung oder Aktivität umgeben. In diesem Prozess berücksichtigt der Therapeut alle relevanten Kontexte und bedenkt dabei, dass einige davon nicht die bestimmten Fertigkeiten und Muster beeinflussen, die angesprochen werden (siehe Anhang im Original, Tabelle 4, für eine Beschreibung der verschiedenen Arten von Kontexten, die Ergotherapeuten berücksichtigen).

Aktivitätsanforderungen

Die Anforderungen einer Aktivität, in die sich eine Person einbindet[20], werden Fertigkeiten und den letztendlichen Erfolg der Performanz beeinflussen. Ergotherapeuten wenden ihre Analysefähigkeiten darauf an, die Anforderungen zu ermitteln, die eine Aktivität an jeden Ausführenden stellt und festzustellen, wie diese Anforderungen das Ausführen der Fertigkeiten beeinflussen werden (siehe Anhang im Original, Tabelle 5, komplette Liste von Aktivitätsanforderungen).

---

20 engage

Klienten-Faktoren

Performanz kann durch Faktoren beeinflusst werden, die dem Klienten innewohnen. Ergotherapeuten haben Sachkenntnis über die Vielzahl physischer, kognitiver, und psychosozialer Klienten-Faktoren, die die Entwicklung und Performanz beeinflussen und wie Krankheit, Gesundheitsstörungen und Behinderung diese Faktoren beeinträchtigen. Der Ergotherapeut erkennt, dass Klienten-Faktoren die Fähigkeit beeinflusst, sich in Betätigung einzubinden und dass Eingebundensein in Betätigung ebenso die Klienten-Faktoren beeinflussen kann. Sie wenden ihr Verständnis dieser Interaktion an und setzen es im gesamten Behandlungsverlauf ein.

Klienten-Faktoren beinhalten Folgendes:

- Körper-Funktionen – „physiologische Funktion des Körpersystems (auch psychologische Funktionen mit eingeschlossen)" (WHO, 2001, S. 10, siehe Anhang im Original, Tabelle 6, zur kompletten Auflistung). Der Ergotherapeut setzt das Wissen über Körperfunktionen ein, um ausgewählte Klienten-Körperfunktionen zu evaluieren, die ihre oder seine Fähigkeit beeinflussen könnten, sich in gewünschten Betätigungen oder Aktivitäten einzubinden.
- Körperstrukturen – „anatomische Teile des Körpers wie Organe, Glieder und deren Bestandteile" (WHO, 2001, S. 10, siehe Anhang 6.2, Tabelle 6). Ergotherapeuten wenden ihr Wissen über Körperstrukturen an, um festzustellen welche Körperstrukturen benötigt werden, um eine Betätigung oder Aktivität auszuführen.

Die in Tabelle 6 (Anhang 6.2, S. 112) umrissene Kategorisierung der Klienten-Faktoren basiert auf der von der WHO (2001) vorgeschlagenen Internationalen Klassifikation der Funktionsfähigkeit, Behinderung und Gesundheit[21]. Die Klassifikation wurde ausgewählt, weil sie Verbreitung gefunden hat und eine gemeinsame Sprache darstellt, die von externen Leserschaften verstanden wird. Die Kategorien beinhalten all jene Bereiche, die Ergotherapeuten während der Evaluation und Intervention ansprechen und berücksichtigen.

---

21 International Classification of Functioning, Disability and Health

Prozess

Der Prozess der Ergotherapie: Evaluation, Intervention und Outcome

Viele Professionen setzen den Prozess des Evaluierens, des Intervenierens und Abzielens auf Interventionsergebnisse ein, der in diesem Framework dargestellt wird. Der Fokus von Ergotherapeuten auf Betätigung während des Prozesses jedoch macht die Anwendung und den Einsatz dieses Prozesses einzigartig. Der ergotherapeutische Behandlungsprozess[22] beginnt mit dem Evaluieren der Betätigungsbedürfnisse, -probleme und Anliegen des Klienten. Den Klienten als menschliches Betätigungs-Wesen[23] zu verstehen, für den Zugang und Partizipation an bedeutungsvollen und produktiven Aktivitäten zentral für Gesundheit und Wohlbefinden ist, ist eine Perspektive, welche die Ergotherapie auszeichnet. Probleme und Anliegen, die in der Evaluation und Intervention angesprochen werden, werden genauso spezifisch von der ergotherapeutischen Perspektive erfasst, basieren auf ergotherapeutischen Theorien und werden als Probleme oder Risiken der Betätigungsperformanz definiert. Während der Intervention bleibt der Fokus auf Betätigung und die Bemühungen richten sich darauf, Einbindung in Betätigung zu fördern. Eine Vielzahl therapeutischer Aktivitäten, auch das Einbeziehen tatsächlich vorhandener Betätigungen und Alltagsaktivitäten, werden in der Intervention (Behandlung) eingesetzt.

Framework Prozessorganisation

Der Prozess des *Occupational Therapy Practice Framework* ist in drei große Abschnitte organisiert, die den Behandlungsprozess beschreiben. Ein kurzer Überblick über diesen Prozess, wie er in dem Bereich der Profession angewendet wird, ist in Abbildung 2 beschrieben.
Abbildung 3 illustriert schematisch, wie diese Abschnitte miteinander in Beziehung stehen und wie sie sich um die gemeinsame[24] therapeutische Beziehung zwischen Klient und Ergotherapeut drehen.
Um dem Leser dabei zu helfen, den Prozess zu verstehen, heben fett gedruckte Kernaussagen wichtige Punkte über den nachfolgend dargestellten Prozess hervor.

---

22 process of occupational therapy service delivery
23 occupational human being
24 collaborative

Evaluation

- Betätigungsprofil – der initiale Schritt im Evaluationsprozess, der ein Verständnis der Betätigungsgeschichte und der -erfahrungen eines Klienten darstellt, Muster des Alltags, Interessen, Werte und Bedürfnisse. Die Probleme und Anliegen des Klienten in Bezug auf seine Betätigungsausführung und Alltagsaktivitäten werden identifiziert und die Prioritäten des Klienten erfasst.
- Analyse der Betätigungsperformanz – der Schritt im Evaluationsprozess, in dem die Potenziale, Probleme oder mögliche Probleme des Klienten spezifischer identifiziert werden. Die tatsächliche Performanz wird oft im Kontext beobachtet, um herauszufinden, was diese unterstützt und was die Performanz behindert. Performanz-Fertigkeiten, Performanz-Muster, der Kontext oder die Kontexte, die Aktivitätsanforderungen und die Klientenfaktoren werden insgesamt berücksichtigt, wobei nur ausgewählte Aspekte speziell befundet werden. Angestrebte Ergebnisse werden identifiziert.

Intervention

- Intervention – ein Plan, der die unternommenen Handlungen leiten wird und der in Zusammenarbeit mit dem Klienten entwickelt wird. Er basiert auf ausgewählten Theorien, Bezugsrahmen und Evidenz. Die anzustrebenden Ergebnisse werden überprüft.
- Umsetzung der Intervention – weiterführende Handlungen werden unternommen, um eine verbesserte Performanz des Klienten zu beeinflussen und zu unterstützen. Interventionen sind auf die identifizierten Ergebnisse hin ausgerichtet. Die Reaktion des Klienten wird beobachtetet und dokumentiert.
- Überprüfung der Intervention – eine Überprüfung der Umsetzung des Planes und des Prozesses sowie der Fortschritt in Richtung der angestrebten Ergebnisse.

Outcome (Eingebundensein in Betätigung, um die Partizipation zu unterstützen)

- Ergebnisse – die Feststellung des Erfolges durch das Erreichen der erwünschten und angestrebten Ergebnisse. Informationen aus dem Ergebnis-Assessment werden dazu genutzt, zukünftige Handlungen mit dem Klienten zu planen und das Behandlungsprogramm zu evaluieren (z.B. Evaluation der Behandlungsmaßnahme).

Abbildung 2: Der Framework Behandlungsprozess, wie er innerhalb des Bereichs der Profession angewandt wird.

Der dargestellte Prozess ist von Natur aus dynamisch und interaktiv. Obwohl Teile des Framework in einer linearen Art und Weise beschrieben sind, geschieht der Prozess nicht in einer aufeinander folgenden, Schritt-für-Schritt-Abfolge. Die Pfeil-Bögen in Abbildung 3, die die Kästchen verbinden, deuten die interaktive und nicht-lineare Natur des Prozesses an. Der Prozess beginnt jedoch immer mit dem Betätigungsprofil. Ein Verständnis der Anliegen, Probleme und

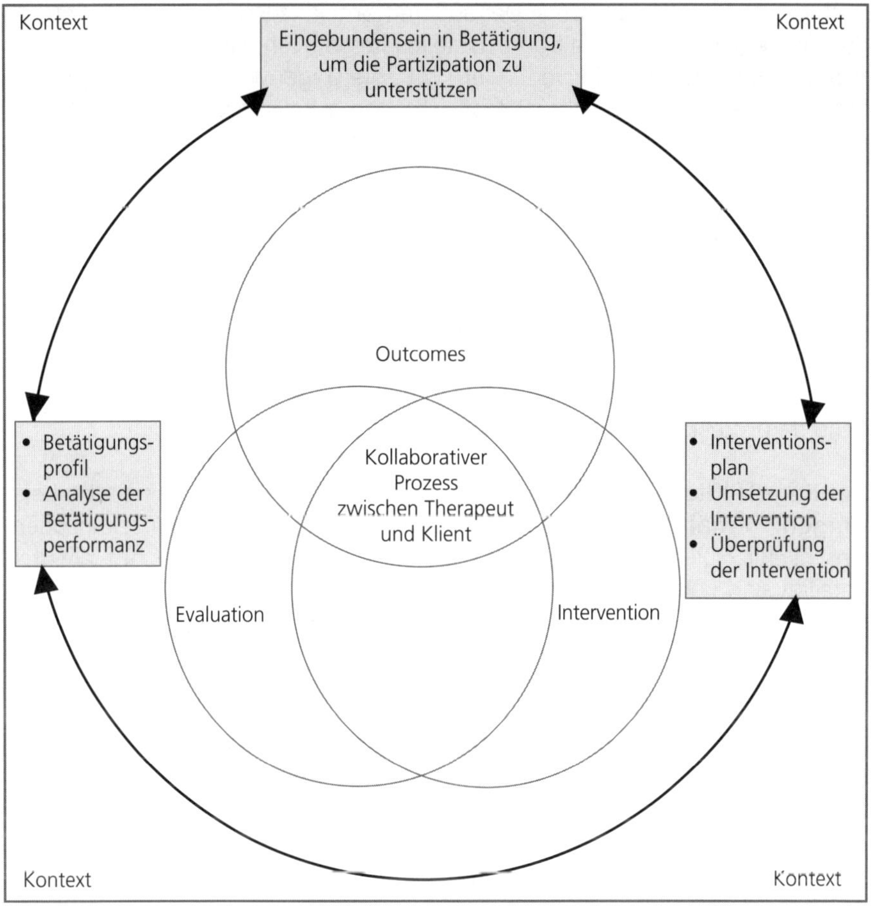

Abbildung 3: Das kollaborative Prozess-Modell des Framework. Illustration der Betonung des Framework auf der interaktiven Klient-Therapeut-Beziehung und der interaktiven Natur des Behandlungsprozesses.

Risiken des Klienten sind die Ecksteine des Prozesses. Die Faktoren, die die Betätigungsperformanz beeinflussen (Performanz-Fertigkeiten, Performanz-Muster, Kontext oder Kontexte, Aktivitätsanforderungen, Klienten-Faktoren) interagieren fortwährend miteinander. Aufgrund ihrer dynamischen Interaktion werden diese Faktoren häufig gleichzeitig während des Prozesses evaluiert, wenn ihr Einfluss auf die Performanz beobachtet wird.

Der Kontext ist ein umfassender, zugrunde liegender, einbettender Einfluss auf den Behandlungsprozess. Kontexte existieren um die Person herum und innerhalb von ihnen. Sie beeinflussen sowohl die Performanz des Klienten als auch den Behandlungsprozess. Der äußere Kontext (z.B. das physische Setting, der soziale und der virtuelle Kontext) stellen Ressourcen, die die Performanz des Klienten unterstützen oder verhindern (z.B. die Gegenwart einer fürsorgenden Person) genauso wie erbrachte Dienstleistungen (z.B. Grenzen der Behandlungsdauer in einem stationären Krankenhaus-Setting). Unterschiedliche Settings (z.B. das kommunale Umfeld, Institution, Zuhause) stellen unterschiedliche Unterstützung und Ressourcen für die Behandlung dar. Der innere Kontext des Klienten (persönliche und spirituelle Kontexte) betreffen die Behandlung durch den Einfluss persönlicher Überzeugungen, Wahrnehmungen und Erwartungen. Der kulturelle Kontext, der außerhalb der Person existiert, aber von der Person internalisiert ist, stellt ebenso Erwartungen, Überzeugungen und Gepflogenheiten dar, die beeinflussen, wie und wann die Behandlung[25] erbracht wird. Bemerke, dass in Abbildung 3 der Kontext als den Prozess umgebend und zugrunde liegend dargestellt ist.

Der Begriff Klient benennt die Gesamtheit, die ergotherapeutische Leistungen[26] erhält. Klienten können kategorisiert werden als (a) Einzelpersonen, einschließlich Personen, die an der Unterstützung oder Pflege des Klienten beteiligt sind (z.B. Betreuer, Lehrer, Eltern, Arbeitgeber, Partner); (b) Einzelpersonen innerhalb eines Gruppenkontextes (z.B. Familie, Schulklasse); oder (c) Einzelpersonen innerhalb einer Population (z.B. einer Organisation oder kommunalen Umfeldes). Die Definition von *Klient* ist übereinstimmend mit *The Guide to Occupational Therapy Practice* (Moyers, 1999) und ist ein Anhaltspunkt für das in der Profession wachsende Verständnis, dass Einzelpersonen nicht nur als Individuen sondern auch als Mitglieder einer Gruppe oder Organisation behandelt werden können. Der tatsächliche Begriff für die behandelten Personen wird je nach Praxisfeld unterschiedlich sein. Z.B. können Personen in einem Krankenhaus als „Patient" gelten, während sie in einer Schule vielleicht „Schüler" genannt werden. Klienten können als Einzelpersonen, Gruppen oder Populationen behandelt werden. Obwohl die verbreitetste Form der Behandlung innerhalb der Profession zurzeit ein direktes Klient-Leistungserbringer-Modell beinhaltet, beginnen mehr und mehr Ergotherapeuten, Klienten auf der Gruppen- oder Populationen-Ebene zu behandeln und zu beraten (z.B. Organisationen, kommunale Gemeinde). Wenn Interventionen anders als nach dem „Eins-zu-Eins" Modell geleistet werden, werden Ergotherapeuten eher als Vertreter[27] gesehen, die anderen helfen, Eingebundensein in Betätigungen zu unterstützen als diejenigen, die persönlich diese Unterstützung leisten. Oft werden Bildung und Beratung als Interventionen eingesetzt. Wenn Ergotherapeuten mit den Klienten zusammen

25 services
26 occupational therapy services
27 agents

auf der Gruppen- oder Populationsebene arbeiten, ist es wichtig zu erkennen, dass obwohl die Interventionen an eine Gruppe oder Population gerichtet sind (z.B. eine Organisation oder kommunale Gemeinde), die Einzelpersonen in dieser Gesamtheit diejenigen sind, die evaluiert und behandelt werden. Die Wünsche, Bedürfnisse, Betätigungsrisiken oder -probleme, Performanz-Muster und Fertigkeiten der Einzelpersonen innerhalb der Gruppe oder Population (z.B. Organisation oder kommunale Gemeinde) werden aggregiert, evaluiert und die Informationen zusammengetragen, um die Betätigungsangelegenheiten und Lösungen der Gruppe oder Population festzulegen.

Eine klientenzentrierte Herangehensweise gilt für das gesamte Framework. Das Framework nimmt den Wert der klientenzentrierten Evaluation und Intervention durch das Anerkennen dessen auf, dass von Beginn an alle Interventionen sich auf die Prioritäten des Klienten konzentrieren müssen. Die Natur von Eingebundensein in Betätigung – die innerlich motiviert ist, ist individuell definiert und erfordert aktive Teilnahme des Klienten – meint, dass der Klient ein aktiver Teilnehmer an dem Prozess sein muss. Klienten identifizieren, welche Betätigungen und Aktivitäten wichtig für sie sind und legen den Grad der Einbindung in Betätigung fest. In manchen Umständen jedoch kann die Fähigkeit des Klienten, eine Beschreibung der wahrgenommenen oder gewünschten Betätigungen oder Aktivitäten zu geben, begrenzt sein, entweder aufgrund der Beschaffenheit der Probleme des Klienten (z.B. Autismus, Demenz) oder dem Entwicklungsstadium (z.B. bei Kindern). Wenn dies auftritt, muss der Ergotherapeut eine weitere Sichtweise des Klienten einnehmen und Input von anderen suchen, wie z.B. der Familie oder Bezugspersonen, so dass der Ergotherapeut die Geschichte des Klienten, dessen Entwicklungsstufe und den gegenwärtigen Kontext besser verstehen kann. Das Miteinschließen anderer unter diesen Umständen ermöglicht dem Klienten, bei der Interventionsplanung und Umsetzung vertreten zu sein.

Der gesamte Behandlungsprozess beginnt auf der Grundlage einer kollaborativen Zusammenarbeit und Beziehung[28] zu dem Klienten. Die kollaborative Beziehung setzt sich während des Prozesses fort und betrifft alle Phasen des Prozesses. Die zentrale Bedeutung dieser Zusammenarbeit ist in Abbildung 3 dargestellt.

Das Framework basiert auf der Überzeugung, dass der Ergotherapeut und der Klient einzigartige Ressourcen zum Framework-Prozess beitragen. Ergotherapeuten bringen Wissen darüber ein, wie Eingebundensein in Betätigung sich auf Gesundheit und Performanz auswirkt. Sie bringen ebenso Wissen über Krank-

28 collaborative relationship

heit und Behinderung ein und verknüpfen diese Information mit ihrem Clinical Reasoning[29] und theoretischen Perspektiven, um die menschliche Performanz kritisch zu beobachten, zu analysieren, zu beschreiben und zu interpretieren. Therapeuten verbinden ihr Wissen und ihre Fertigkeiten, um diejenigen Faktoren zu verändern, die Einbindung in Betätigung beeinflussen, um Performanz zu verbessern und zu unterstützen. Klienten bringen Wissen über ihre Lebenserfahrungen und ihre Hoffnungen und Träume für die Zukunft mit ein. Klienten teilen ihre Prioritäten darüber mit, was ihnen wichtig ist, und arbeiten gemeinsam[30] mit dem Therapeuten daran, den Interventionsprozess nach diesen Prioritäten auszurichten.

„Eingebundensein in Betätigung" wird als das allumfassende Outcome (Ergebnis) des Ergotherapie-Prozesses betrachtet. Das Framework betont den einzigartigen Beitrag der Ergotherapie zur Gesundheit durch das Identifizieren von „Eingebundensein in Betätigung, um die Partizipation zu unterstützen" als letztendliches Ziel des Ergotherapie-Prozesses. Die Profession erkennt, dass sich in vielen Arbeitsbereichen (z.B. Frührehabilitation, Handtherapie) die ergotherapeutische Intervention primär auf die Performanz-Fertigkeiten oder Klienten-Faktoren (z.B. Körperfunktionen, Körperstrukturen) konzentrieren kann, die Eingebundensein in Betätigungen später in der Behandlung ermöglichen.

Evaluationsprozess

Der Evaluationsprozess bildet die Voraussetzung für alles Folgende. Da Ergotherapie sich mit Performanz im Alltag befasst, wie diese Performanz Einbindung in Betätigung zur Partizipation beeinflusst, konzentriert sich der Evaluationsprozess darauf, herauszufinden, was der Klient möchte und tun muss, und auf das Identifizieren derjenigen Faktoren, die als Unterstützung oder Barriere für Performanz auftreten. Während des Evaluationsprozesses paart sich diese Information mit dem Wissen des Ergotherapeuten über menschliche Betätigung und dem Effekt, den Krankheit, Behinderung und Einbindung in Betätigung auf die Performanz ausüben. Der Ergotherapeut berücksichtigt Performanz-Fertigkeiten, Performanz-Muster, Kontext, Aktivitätsanforderungen und Klienten-Faktoren und stellt fest, wie all dies die Performanz beeinflusst. Die sachkundige Beobachtung des Ergotherapeuten, der Einsatz von spezifischen Assessments und die Interpretation der Ergebnisse führt zu einer klaren Beschreibung der Probleme und wahrscheinlichen Ursachen.

---

29 Clinical Reasoning wird hier als Fachbegriff beibehalten. Clinical Reasoning bezeichnet die kognitiven Prozesse des klinischen Urteilsvermögens und Problemlöseprozesses.

30 collaborate

Während der Evaluation wird eine kollaborative Beziehung mit dem Klienten aufgebaut, die sich über den gesamten ergotherapeutischen Prozess fortsetzt. Der Evaluationsprozess gliedert sich in zwei Teilschritte. Der erste davon ist das Betätigungsprofil – der initiale Schritt währenddessen die Bedürfnisse, Probleme und Anliegen des Klienten über die Betätigungen und Alltagsaktivitäten ermittelt sowie Prioritäten und Werte festgestellt werden. Der Hintergrund und die Geschichte des Klienten in Bezugnahme auf Eingebundensein in Betätigung und Aktivitäten werden ebenso exploriert. Der zweite Teilschritt des Evaluationsprozesses, die Analyse der Betätigungsperformanz, konzentriert sich spezieller auf das Identifizieren der Betätigungsperformanz-Angelegenheiten und das Evaluieren ausgewählter Faktoren, die Performanz unterstützen und behindern. Obwohl jeder Teilschritt für sich und aufeinander folgend beschrieben wird, kann in der Realität die für beide Teilschritte bedeutsame Information während eines der beiden Teilschritte erhoben werden. Der Input des Klienten ist für diesen Prozess zentral und die Prioritäten des Klienten leiten die getroffenen Wahlmöglichkeiten und Entscheidungen während des Evaluationsprozesses.

Betätigungsprofil

Ein Betätigungsprofil ist definiert als Information, die die Betätigungsgeschichte und -erfahrungen des Klienten beschreibt, die alltäglichen Muster, Interessen, Werte und Bedürfnisse. Das Profil beabsichtigt, ein Verständnis von der Perspektive des Klienten und dessen Hintergrund zu gewinnen. Beim Einsatz des klientenzentrierten Ansatzes wird Information gesammelt, um zu verstehen, was gegenwärtig wichtig und bedeutungsvoll für den Klienten ist (was er oder sie tun möchte und muss) und um vergangene Erfahrungen und Interessen zu identifizieren, die zum Verständnis gegenwärtiger Angelegenheiten und Probleme beitragen könnten. Während des Prozesses der Informationssammlung werden ebenso die Prioritäten und gewünschten, angestrebten Outcomes identifiziert, die dazu führen, Einbindung in Betätigung zur Partizipation im Leben zu unterstützen. Nur die Klienten können die Betätigungen herausfinden, die ihrem Leben Bedeutung geben und die Ziele und Prioritäten auswählen, die ihnen wichtig sind. Wertschätzen und Respektieren des Inputs des Klienten hilft, die Beteiligung des Klienten zu fördern und kann die Interventionen effektiver führen.

Informationen über das Betätigungsprofil werden zu Beginn des Klientenkontaktes gesammelt. Zusätzliche Information wird jedoch über die Zeit des Prozesses gesammelt, überarbeitet und verfeinert und bei Veränderungen im Hinblick auf die angestrebten Outcomes (Ergebnisse) reflektiert.

Vorgehensweise
Die Theorien und Bezugsrahmen, die Ergotherapeuten auswählen, um ihr oder sein Reasoning[31] zu leiten, werden die während des Betätigungsprofils gesammelte Information beeinflussen. Wissenschaftliches Wissen und Evidenz (Nachweise) über diagnostische Zustände und Probleme der Betätigungs-Performanz werden eingesetzt, um die Informationssammlung zu leiten.
Der Prozess der Vollendung des Betätigungsprofils wird abhängig vom Setting und dem Klienten variieren. Die in dem Profil gesammelten Informationen können sowohl formell als auch informell beschafft, erlangt, gewonnen werden und können in einer Sitzung oder über eine viel längere Zeit während der Arbeit mit dem Klienten vervollständigt werden. Informationsgewinnung sowohl durch formale Interviews und Gelegenheitsgespräche sind ein Weg, um eine therapeutische Beziehung zu dem Klienten aufzubauen. Idealerweise werden die durch das Betätigungsprofil gewonnen Informationen zu einem individualisierteren Ansatz in der Phase der Evaluation, der Interventionsplanung und Behandlungsumsetzung führen.
Im Speziellen werden folgende Informationen gesammelt:

- Wer ist der Klient (Einzelperson, Betreuungspersonen, Gruppe, Population)?
- Warum sucht der Klient Behandlung und was sind die gegenwärtigen Anliegen des Klienten bezogen auf das Eingebundensein in Betätigungen und Alltagsaktivitäten?
- Welche Betätigungsbereiche sind erfolgreich und welche Bereiche verursachen Probleme oder Risiken (siehe Abbildung 1, S. 65)?
- Welche Kontexte unterstützen Eingebundensein in erwünschten Betätigungen und welche Kontexte verhindern dies?
- Was ist die Betätigungsgeschichte des Klienten (z.B. Lebenserfahrungen, Werte, Interessen, frühere Muster von Betätigungen und Alltagsaktivitäten, und die Bedeutung, die damit verbunden sind)?
- Was sind die Prioritäten des Klienten und gewünschten, angestrebten Outcomes (Ergebnisse)? (Siehe Anhang im Original, Tabelle 9.)
  - Betätigungsperformanz
  - Klientenzufriedenheit
  - Rollenkompetenz
  - Adaption
  - Gesundheit und Wohlbefinden
  - Prävention
  - Lebensqualität

---
31 vgl. Anmerkung zu Clinical Reasoning, Fußnote 30

Nachdem die Profildaten gesammelt sind, überprüft der Therapeut die Informationen und entwickelt eine Arbeitshypothese, die mögliche Gründe für die identifizierten Probleme und Anliegen berücksichtigt und identifiziert die Stärken und Schwächen des Klienten. Outcome(Ergebnis)-Messinstrumente werden einleitend ausgewählt.

Analyse der Betätigungsperformanz

Die Betätigungsperformanz ist definiert als die Fähigkeit, Aktivitäten des täglichen Lebens auszuführen, einschließlich Aktivitäten in den Betätigungsbereichen: Aktivitäten des täglichen Lebens (ADL) [auch Basisaktivitäten des täglichen Lebens (BADL) genannt und persönliche Aktivitäten des täglichen Lebens (PADL)], instrumentelle Aktivitäten des täglichen Lebens (IADL), Bildung, Arbeit, Spiel, Freizeit und soziale Partizipation. Betätigungsperformanz folgt aus der ausgewählten Betätigung oder Aktivität und geschieht durch eine dynamische Transaktion zwischen dem Klienten, dem Kontext und der Aktivität. Verbessern oder Entwickeln von Fertigkeiten und Mustern der Betätigungsperformanz führt zu Einbindung in einer oder mehrerer Betätigungen (teilweise angelehnt an Law et al., 1996, S. 16).

Wenn Betätigungsperformanz analysiert wird, werden die für die Performanz eingesetzten Fertigkeiten und Muster identifiziert und andere Aspekte des Eingebundenseins in Betätigung evaluiert, die Fertigkeiten und Muster beeinflussen (z.B. Klienten-Faktoren, Aktivitätsanforderungen, Kontext oder Kontexte). Der Analyse-Prozess identifiziert Förderfaktoren genauso wie Barrieren für zahlreiche Aspekte der Einbindung in Betätigung und Alltagsaktivitäten. Das Analysieren der Betätigungsperformanz erfordert Verständnis für die komplexe und dynamische Interaktion zwischen Performanz-Fertigkeiten, Performanz-Mustern, Kontext oder Kontexten, Aktivitätsanforderungen und Klientenfaktoren vielmehr als einer dieser Faktoren für sich allein.

Die während des Betätigungsprofils zusammengetragenen Informationen über die Bedürfnisse, die Probleme und Prioritäten des Klienten leiten Entscheidungen während der Analyse der Betätigungsperformanz. Die Profil-Information bestimmt die Auswahl des Therapeuten bezüglich spezifischer Betätigungen oder Aktivitäten, die weiter analysiert werden müssen und beeinflusst die Auswahl spezifischer Assessments, die während des Analyse-Prozesses eingesetzt werden.

Vorgehensweise

Durch das Einsetzen verfügbarer Evidenz[32] und aller Aspekte des Clinical Reasoning (wissenschaftliches, narratives, pragmatisches, ethisches) wählt der

32 „Im Kontext der evidenzbasierten Medizin aus dem Englischen stammender Begriff (evidence - Nachweis, Beweis) für Informationen aus wissenschaftlichen Studien, die einen Sachverhalt erhärten („evident" machen) oder widerlegen. Die Qualität der Evidenzlage hängt dabei we-

Therapeut für die weitere Evaluations- und Informations-Sammlung einen oder mehrere Bezugsrahmen aus. Folgende Handlungen werden umgesetzt:

- Informationen aus dem Betätigungsprofil zusammenstellen, um sich auf spezifische Betätigungsbereiche und deren Kontexte zu konzentrieren, die angegangen werden müssen.
- Performanz des Klienten in den gewünschten Betätigungen und Aktivitäten beobachten, wobei die Effektivität der Performanz-Fertigkeiten und Performanz-Muster beachtet wird. Mögliche Auswahl und Einsatz von spezifischen Assessments, um Performanz-Fertigkeiten und -Muster zu messen, wenn angemessen.
- Assessments auswählen, soweit nötig, um denjenigen Kontext oder Kontexte, Aktivitätsanforderungen und Klienten-Faktoren spezifischer zu identifizieren und zu messen, die die Performanz-Fertigkeiten und Performanz-Muster beeinflussen.
- Assessment-Daten auswerten, um zu identifizieren, was die Performanz unterstützt und was die Performanz behindert.
- Hypothesen über die Stärken und Schwächen der Betätigungsperformanz des Klienten entwickeln und überarbeiten.
- Ziele in Zusammenarbeit mit dem Klienten schaffen, die den gewünschten angestrebten Outcomes (Ergebnisse) entsprechen. Eingesetztes Ergebnismessinstrument überprüfen.
- Beschreiben des möglichen Interventionsansatzes basierend auf Behandlungsstandards[33] und Evidenz.

Interventionsprozess

Der Interventionsprozess ist in drei Unterschritte eingeteilt: Interventionsplan, Interventionsumsetzung und Interventionsüberprüfung. Während des Interventionsprozesses wird die Information aus dem Evaluations-Schritt integriert in Theorie, Bezugsrahmen und Nachweis und mit Clinical Reasoning verknüpft, um einen Plan zu entwickeln und auszuführen. Der Plan leitet die Handlungen des Ergotherapeuten und basiert auf den Prioritäten des Klienten. Interventionen werden ausgeführt, um die Performanz-Fertigkeiten anzusprechen, die

sentlich von der methodischen Güte der zugrundeliegenden Studien ab." (Kunz, Ollenschläger, Raspe, Jonitz und Kolkmann (2001). Lehrbuch der evidenzbasierten Medizin in Klinik und Praxis. Köln: Deutscher Ärzte-Verlag, S. 398).

33 best practice

Performanz-Muster, den Kontext oder die Kontexte, Aktivitätsanforderungen und Klientenfaktoren, die Performanz behindern. Regelmäßige Überprüfung durch den gesamten Behandlungsprozess hindurch erlauben Überarbeitungen des Planes und der Handlungen. Wieder ist die gemeinsame Zusammenarbeit[34] mit dem Klienten in diesem Abschnitt des Prozesses unerlässlich, um Effektivität und Erfolg sicherzustellen. Alle Interventionen sind letztendlich ausgerichtet auf das Erreichen des allumfassenden Outcome (Ergebnisses) von Eingebundensein in Betätigung, um die Partizipation zu unterstützen.

Interventionsplan

Der Interventionsplan ist definiert als ein Plan, der basierend auf den Ergebnissen des Evaluationsprozesses entwickelt wird und beschreibt ausgewählte ergotherapeutische Ansätze und Interventionsarten, um die von dem Klienten identifizierten und angestrebten Outcomes (Ergebnisse) zu erreichen. Ein Interventionsplan wird in Zusammenarbeit mit dem Klienten entwickelt (einschließlich in einigen Fällen der Familie oder der Bezugspersonen) und basiert auf den Zielen und Prioritäten des Klienten.

Der Entwurf des Interventionsplanes richtet sich nach

- den Zielen, Werten und Überzeugungen des Klienten;
- der Gesundheit und dem Wohlbefinden des Klienten;
- den Performanz-Fertigkeiten und Performanz-Mustern des Klienten, wie sie durch die Interaktion zwischen dem Kontext oder den Kontexten, den Aktivitätsanforderungen und den Klienten-Faktoren beeinflusst werden; und
- dem Setting oder den Umständen, in denen die Intervention stattfindet (z.B. Erwartungen der Betreuenden, Ziel der Organisation, Vorgaben der Kostenträger oder anwendbare Vorschriften).

Interventionen beabsichtigen, Eingebundensein in Betätigungen und Aktivitäten zu fördern, um Partizipation am Leben zu unterstützen. Die Auswahl und die Machart des Interventionsplanes und der Ziele sind darauf ausgerichtet, die gegenwärtigen und potenziellen Probleme des Klienten bezogen auf Einbindung in Betätigungen und Aktivitäten anzusprechen.

Vorgehensweise

Die Planung von Interventionen beinhaltet folgende Schritte:

1. Entwickeln des Planes.
   Der Ergotherapeut entwickelt den Plan, der Folgendes beinhaltet:

34 collaboration

- Objektive und messbare Ziele mit einem Zeitrahmen.
- Den ergotherapeutischen Behandlungsansatz oder die -ansätze basierend auf Theorie und Evidenz (siehe Anhang im Original, Tabelle 7):
  - Erzeugen oder fördern
  - Aufbauen oder wiederherstellen
  - Erhalten
  - Verändern
  - Vorbeugen
- Formalien für die Behandlung:
  - Wer die Intervention anbieten wird
  - Arten der Interventionen
  - Häufigkeit und Dauer der Behandlung

2. Berücksichtigen möglicher Entlassungsnotwendigkeiten und -pläne.
3. Auswählen der Outcome-Messinstrumente.
4. Empfehlungen geben oder nach Bedarf an andere überweisen.

Interventionsumsetzung

Intervention ist der Prozess der Umsetzung des Planes in Handlung. Interventionsumsetzung ist definiert als der sachkundige Prozess, der über das Bewirken von Veränderung in der Betätigungsperformanz des Klienten zur Einbindung in Betätigungen oder Aktivitäten zur Unterstützung der Partizipation führt. Die Interventionsumsetzung ist ein kollaborativer Prozess der gemeinsamen Zusammenarbeit zwischen dem Klienten und dem Ergotherapeuten.

Interventionen können sich auf das Verändern des Kontextes oder der Kontexte, Aktivitätsanforderungen, Klientenfaktoren, Performanz-Fertigkeiten oder Performanz-Muster konzentrieren. Ergotherapeuten erkennen, dass Veränderung in einem Faktor andere Faktoren beeinflussen kann. Alle Faktoren, die Performanz beeinflussen, stehen miteinander in Beziehung und beeinflussen einer den anderen in einem kontinuierlichen dynamischen Prozess, der sich auf die Performanz in den gewünschten Betätigungsbereichen auswirkt. Aufgrund dieses dynamischen Verhältnisses, dauert dynamisches Assessment durch den Umsetzungsprozess hindurch an.

Vorgehensweise

Interventionsumsetzung schließt die folgenden Schritte ein:

1. Feststellen und Ausführen der Art der eingesetzten ergotherapeutischen Intervention oder Interventionen (siehe Anhang im Original, Tabelle 8).
   - Therapeutischer Einsatz der eigenen Person
   - Therapeutischer Einsatz von Betätigungen oder Aktivitäten:
     - betätigungsbasierte Aktivität

- sinnvolle Aktivität[35]
    - vorbereitende Maßnahmen
  - Beratungsprozess (Rücksprache, Absprache, Beratung)
  - Lernprozess[36]
2. Die Reaktion des Klienten auf die Intervention beobachten und überwachen[37], basierend auf laufendem und wiederholtem Assessment.

Interventions-Überprüfung

Die Interventionsüberprüfung ist definiert als ein fortlaufender Prozess des erneuten Evaluierens und Überprüfens des Interventionsplanes, der Effektivität seiner Umsetzung und der Fortschritte auf die angestrebten Ziele hin. Dieser Prozess beinhaltet die Zusammenarbeit mit dem Klienten[38] (einschließlich in einigen Fällen der Familie, der Bezugspersonen und anderer Leistungserbringer). Erneute Evaluation und Überprüfung kann zu Veränderung des Interventionsplanes führen. Der Prozess der Interventionsüberprüfung kann in einer Vielzahl von Settings unterschiedlich ausgeführt werden.

Vorgehensweise
Die Überprüfung der Intervention beinhaltet folgende Schritte:
1. Erneutes Evaluieren des Planes und wie dieser mit dem Klienten umgesetzt wird im Hinblick auf das Erreichen der angestrebten Outcomes (Ergebnisse).
2. Verändern des Planes nach Bedarf.
3. Bestimmung des Bedarfs nach Fortsetzung, Beendigung oder Überweisung.

Outcome-Prozess

Outcomes (Ergebnisse) sind definiert als wichtige Dimensionen von Gesundheit, die Interventionen zugeordnet werden, einschließlich Funktionsfähigkeit, Gesundheitswahrnehmungen und Zufriedenheit mit der Versorgung (nach

35 purposeful activity
36 education process
37 monitor
38 collaboration

Request for Planning Ideas, 2001). Die wichtige Dimension von Gesundheit, die Ergotherapeuten anstreben als das umfassende Outcome der Profession, ist „Eingebundensein in Betätigung, um die Partizipation zu unterstützen". Die beiden in diesem Outcome eingeschlossenen Konzepte sind wie folgt definiert:

- Eingebundensein in Betätigung – das Einlassen auf Betätigungen oder Aktivitäten als Folge von eigener Wahl, Motivation und Bedeutung und beinhaltet die objektiven und subjektiven Aspekte des Ausführens von Betätigungen und Aktivitäten, die für die Person bedeutsam und sinnvoll sind.
- Partizipation – „Einbezogensein in eine Lebenssituation" (WHO, 2001, S. 10).

Eingebundensein in Betätigung, um die Partizipation zu unterstützen, ist das umfassende Outcome der Intervention, was die Performanz gewünschter und notwendiger Betätigungen oder Aktivitäten fördern soll. Wenn Klienten aktiv in das Ausführen von Betätigungen oder Alltagsaktivitäten einbezogen sind, die sie im häuslichen und kommunalen Setting sinnvoll und bedeutsam finden, ist Partizipation ein sich daraus ergebendes[39] Outcome (Ergebnis). Weniger allgemeine und spezifischere Outcomes (Ergebnisse) ergotherapeutischer Interventionen (siehe Anhang im Original, Tabelle 9) sind mehrdimensional und unterstützen das Endergebnis von Eingebundensein in Betätigungen, um die Partizipation zu unterstützen.

Durch das Anstreben von Eingebundensein in Betätigungen, um die Partizipation zu unterstützen, als allgemeines, umfassendes Outcome (Ergebnis) des ergotherapeutischen Interventionsprozesses betont die Profession ihre Überzeugung, dass Gesundheit und Wohlbefinden ganzheitlich[40] sind und dass sie durch aktives Eingebundensein in Betätigungen entwickelt und erhalten werden.

Der Fokus auf Outcomes (Ergebnisse) ist eng mit dem ergotherapeutischen Behandlungsprozess verbunden. Während der Evaluationsphase des Prozesses wird das initiale Outcome (Ergebnis) im Hinblick auf gewünschtes Eingebundensein in Betätigungen oder Alltagsaktivitäten identifiziert. Sobald nähere Analysen der Betätigungsperformanz und Entwicklung eines Behandlungsplanes stattfinden, werden angestrebte Outcomes (Ergebnisse) weiter verfeinert. Während der Interventionsumsetzung und -überprüfung können angestrebte Outcomes (Ergebnisse) basierend auf sich verändernden Bedürfnissen, Kontexten, und Performanz-Fähigkeiten modifiziert werden. Outcomes (Ergebnisse) haben für

39 natural
40 holistic

verschiedene Klienten, Kostenträger, Aufsichtsführende und Organisationen zahlreiche Definitionen und Konnotationen. Die spezifischen gewählten Outcomes (Ergebnisse) werden je nach Arbeitsbereich anders sein und werden in jedem Setting von bestimmten Interessengruppen beeinflusst sein.

Vorgehensweise

Die Umsetzung des Outcome-Prozesses beinhaltet folgende Schritte:

1. Auswählen der Arten von Outcome und der Messinstrumente einschließlich, aber nicht begrenzt auf Betätigungsperformanz, Klientenzufriedenheit, Adaption, Rollenkompetenz, Gesundheit und Wohlbefinden, Prävention und Lebensqualität.
   - Auswahl der Ergebnis-Messinstrumente geschieht früh im Interventionsprozess (siehe Evaluationsprozess, Abschnitt Betätigungsprofil).
   - Ergebnis-Messinstrumente, die ausgewählt werden, sind valide, reliabel, angemessen veränderungssensitiv für die Betätigungsperformanz des Klienten und sie stimmen mit den angestrebten Outcomes überein.
   - Die Auswahl eines Outcome-Maßes oder Instrumentes für einen bestimmten Klienten sollte mit den Zielen des Klienten übereinstimmen.
   - Die Auswahl eines Outcome-Messinstrumentes sollte unter Berücksichtigung seiner tatsächlichen oder angeblichen Fähigkeit beinhalten, zukünftige Outcomes vorherzusagen.
2. Messen und Einsetzen von Outcome.
   - Den Fortschritt auf die Zielerreichung hin mit den angestrebten Outcomes vergleichen während des gesamten Interventionsprozesses.
   - Ergebnisse befunden und einsetzen, um Entscheidungen über zukünftige Ausrichtung der Intervention zu treffen (z.B. Andauern der Intervention, Verändern der Intervention, Beenden der Intervention, Nachsorge anbieten, an andere Dienste[41] überweisen).

Ein Überblick über den Praxis-Prozess der Ergotherapie/ ergotherapeutischen (Praxis)Prozess

Tabelle 10 im Anhang (im Original) fasst den Prozess zusammen, der während des ergotherapeutischen Behandlungsprozesses stattfindet. Der Bogen zwischen dem Betätigungsprofil und der Analyse der Betätigungsperformanz-Evaluationschritte[42] weist auf die Interaktion zwischen diesen beiden hin. Eine ähnliche Interaktion

41 services
42 analysis of occupational evaluation substeps

jedoch findet zwischen allen Schritten und Zwischenschritten statt. Der Prozess ist nicht linear, sondern stattdessen fließend und dynamisch und erlaubt dem Ergotherapeuten mit einem laufenden Fokus auf Outcomes vorzugehen, währenddessen er den Gesamtplan kontinuierlich reflektiert und verändert, um neuen Entwicklungen und Einsichten auf dem Weg dahin Rechnung zu tragen.
(Die Danksagungen, Anhänge als Tabellen 1-10, Glossar und Literaturangaben sind nicht übersetzt und dem Originaltext [Anhang 6.3] zu entnehmen.)

Hintergrund

Hintergrund der „Uniform Terminology" (Einheitliche Terminologie)

Die erste Fassung der *Uniform Terminology* trug den Titel *Occupational Therapy Product Output Reporting System and Uniform Terminology for Reporting Occupational Therapy Services* (American Occupational Therapy Association [AOTA], 1979). Es wurde durch die Repräsentanten-Versammlung verabschiedet und 1979 veröffentlicht. Es wurde ursprünglich als Antwort auf den „Education for All Handicapped Children Act" entwickelt (Public Law 94-142) und die „Medicare-Medicaid Anti-Fraud and Abuse Amendments" von 1977 (Public Law 95-142), die vom U.S. Gesundheitsministerium (DHHS)[43] gefordert wurden, um Bestimmungen über einheitliche Berichtssysteme für alle Abteilungen in Krankenhäusern zu schaffen, einschließlich einer einheitlichen Terminologie, auf der Kostenerstattungs-Entscheidungen basieren sollten. Die AOTA entwickelte das 1979er-Dokument, um diesen Vorgaben zu entsprechen. Das DHHS-Bundesministerium übernahm das System aber nie aufgrund von Befürchtungen der Preisabsprache. Ergotherapeuten begannen jedoch, die in diesem System dargestellte Terminologie einzusetzen und einige Länderregierungen bezogen es in ihre eigenen Abrechnungs- und Berichtssysteme ein. Das ursprüngliche Dokument schuf eine einheitliche Terminologie, die in offiziellen Dokumenten, in der Praxis und in der Ausbildung benutzt werden konnte.

Die zweite Fassung der *Uniform Terminology for Occupational Therapy* (AOTA, 1989) wurde von der Repräsentanten-Versammlung 1989 verabschiedet und veröffentlicht. Das Dokument war etwas anders strukturiert. Es wurde nicht entworfen, um den Teil des „Product Output Reporting System" der ersten Fassung zu ersetzen, sondern konzentrierte sich vielmehr nur auf das Beschreiben und Definieren der Betätigungsbereiche und Betätigungskomponenten, die in der direkten ergotherapeutischen Behandlung angesprochen werden. Indirekte Leistungen und das „Product Output Reporting System" wurden weder überarbeitet noch in der zweiten Fassung übernommen. Die Absicht war, das Dokument zu überarbeiten, um gegenwärtige Berufsfelder widerzuspiegeln und die Einheitlichkeit von Definitionen in der Profession voranzutreiben.

Die letzte Überarbeitung, *Uniform Terminology for Occupational Therapy – Third Edition* (UT-III, AOTA, 1994) wurde von der Repräsentanten-Versammlung 1994

43 Secretary des U.S. Department of Health and Human Services (DHHS)

angenommen und „erweitert, um die gegenwärtige Berufspraxis widerzuspiegeln und kontextuelle Aspekte von Performanz mit einzubeziehen" (S. 1047). Das beabsichtigte Ziel des Dokumentes war, „einen allgemeinen Überblick über den Gegenstandsbereich der Ergotherapie anzubieten ... um eine gemeinsame Terminologie für die Profession zu schaffen und für andere das Wesentliche der Ergotherapie prägnant zusammenzufassen" (S. 1047).
Jede Überarbeitung reflektiert Veränderungen in der gegenwärtigen Praxis und liefert eine einheitliche Terminologie, die von der Profession genutzt werden kann. Während jeder dieser drei Überarbeitungen veränderte sich das Ziel des Dokumentes etwas. Ursprünglich ein Dokument, das auf eine föderale Forderung hin entstand, um ein einheitliches Berichtssystem zu entwickeln, veränderte sich das Dokument schrittweise, um den Gegenstandsbereich der Ergotherapie zu beschreiben und zu umreißen.

Entwicklung des „Occupational Therapy Practice Framework: Domain and Process"

Im Herbst 1998 begann die Praxiskommission[44] (COP) einen ausgedehnten Überarbeitungsprozess, um Beiträge von allen Ebenen der Profession einzuholen im Hinblick auf den Bedarf für eine erneute Überarbeitung der UT III. Der Überarbeitungsprozess ist ein normaler Vorgang währenddessen jedes offizielle Dokument nach Bedarf aktualisiert und überarbeitet werden kann. Zu überarbeitende Themen aus Sicht der Kommission beinhalteten Folgendes:

- Definierte Begrifflichkeiten in dem Dokument waren unklar, ungenau oder nicht richtig kategorisiert.
- Begriffe fehlten, die in dem Dokument hätten enthalten sein sollen.
- Die Performanz-Komponenten wurden zu sehr betont.
- Das Konzept von Betätigung war nicht enthalten.
- Es wurden Begrifflichkeiten verwendet, die externen Leserschaften nicht vertraut waren (z. B. Performanz-Komponenten, Performanz-Bereiche).
- Der Gebrauch der in der Überarbeitung der International Classification of Functioning, Disability and Health (ICF) vorgestellten Terminologie sollte Berücksichtigung finden.
- Das Dokument wurde unangemessen für die Entwicklung von Curricula eingesetzt.
- Die Rolle der Theorieumsetzung im Clinical Reasoning wurde minimiert durch die Anwendung der UT-III als ein Rezept für die Praxis.

---

44 Commission on Practice

Die COP erkannte, dass das Praxisumfeld sich seit der letzten Überarbeitung wesentlich verändert hatte, und dass das Verständnis der Kernkonstrukte und des Behandlungsprozesses der Profession sich weiter entwickelt hatten. Der kürzlich veröffentlichte Guide to Occupational Therapy Practice (Moyers, 1999) beschrieb viele dieser zeitgemäßen Veränderungen und die COP überarbeitete das Dokument sorgsam. Im Lichte dieser Veränderungen und dem während dieses Überarbeitungsprozesses erhaltenen Rückmeldungen entschied die COP, dass die Praxisbedarfe sich verändert hatten und dass es Zeit war, eine andere Art von Dokument zu entwickeln. Das *Occupational Therapy Practice Framework: Domain and Process* wurde als Antwort auf diesen Bedarf und die veränderten Bedingungen entwickelt.

Verhältnis des Framework zu der aufgehobenen UT-III und der ICF

Das Framework aktualisiert, überarbeitet und bezieht die primären in der aufgehobenen UT-III umschriebenen Elemente (Performanz-Bereiche, Performanz-Komponenten, Performanz-Kontexte) mit ein. In einigen Fällen wurden die Namen dieser Elemente aktualisiert, um die Veränderungen im Denken widerzuspiegeln und um offensichtlichere Bezüge zu der Terminologie außerhalb der Profession zu schaffen. Rückmeldungen zur Überarbeitung zeigten, dass der Einsatz der ergotherapeutischen Terminologie es oft schwieriger für die anderen machte, zu verstehen, was Ergotherapie beiträgt. Das Einbeziehen der Sprache des ICF wird ebenso als sehr wichtig betrachtet. Die folgende Übersicht zeigt, wie die Terminologie sich entwickelt hat durch den Vergleich mit der im Framework verwendeten Terminologie, mit der aufgehobenen UT-III und den ICF-Dokumenten.

Vergleich der Begriffe

Framework	Aufgehobene UT-III	ICF (WHO, deutschsprachige Fassung)
Occupations – „benannt, organisiert und von Individuen und einer Kultur mit Wert und Bedeutung versehen. Betätigung ist alles, was Menschen tun, um sich zu beschäftigen, einschließlich für sich selbst zu sorgen … das Leben zu genießen … und zu dem sozialen und ökonomischen Gefüge ihres Lebensumfeldes beizutragen" (Law, Polatajko, Baptiste & Townsend, 1997, S.32).	Nicht erwähnt.	Nicht erwähnt.
Betätigungsbereiche – verschiedene Arten von Lebensaktivitäten, in denen sich Menschen einbinden, einschließlich die folgenden Kategorien: ADL, IADL, Bildung, Arbeit, Spiel, Freizeit und soziale Partizipation.	*Performanzbereiche* (S. 1051-1052ff.) 1. Aktivitäten des täglichen Lebens 2. Arbeit und produktive Aktivitäten 3. Spiel oder Freizeit-Aktivitäten	*Aktivitäten und Partizipation* • *Aktivitäten* – „Durchführung einer Aufgabe oder Handlung (Aktion) durch einen Menschen" (S. 16). • *Partizipation* –„Einbezogensein in eine Lebenssituation" (S. 16). Beispiele für beide: Lernen und Wissensanwendung, allgemeine Aufgaben und Anforderungen, Kommunikation, Mobilität, Selbstversorgung, häusliches Leben, interpersonelle Interaktionen und Beziehungen, bedeutende Lebensbereiche, Gemeinschafts-, soziales und staatsbürgerliches Leben. Beispiele für Aktivitäten und Partizipation aus der ICF überschneiden sich mit Betätigungsbereichen, Performanz-Fertigkeiten und Performanz-Mustern im Framework.

Framework	Aufgehobene UT-III	ICF (WHO, deutschsprachige Fassung)
Performanz-Fertigkeiten – Merkmale dessen, was jemand tut, nicht was jemand hat, bezogen auf beobachtbare Handlungs-Elemente, die funktionellen Zweck beinhalten (nach Fisher & Kielhofner, 1995, S. 113). Performanz-Fertigkeiten beinhalten motorische, Verarbeitungs-, Kommunikations- und Interaktionsfertigkeiten.	*Performanzkomponenten* – sensomotorische Komponenten, kognitive Interaktion und kognitive Komponenten genauso wie psychosoziale Fertigkeiten und psychologische Komponenten. Diese Komponenten bestehen aus einigen Performanz-Fertigkeiten und einigen Klienten-Faktoren wie im Framework dargestellt (S. 1052-1054ff.).	*Aktivitäten und Partizipation* • *Aktivitäten* – „Durchführung einer Aufgabe oder Handlung (Aktion) durch einen Menschen" (S. 16). • *Partizipation* „Einbezogensein in eine Lebenssituation" (S. 16). Beispiele für beide: Lernen und Wissensanwendung, allgemeine Aufgaben und Anforderungen, Kommunikation, Mobilität, Selbstversorgung, häusliches Leben, interpersonelle Interaktionen und Beziehungen, bedeutende Lebensbereiche, Gemeinschafts-, soziales und staatsbürgerliches Leben. Beispiele für Aktivitäten und Partizipation aus der ICF überschneiden sich mit Betätigungsbereichen, Performanz-Fertigkeiten und Performanz-Mustern im Framework.
Performance-Muster – auf Alltagsaktivitäten bezogene Verhaltensmuster, die gewohnt oder routiniert sind. Performanz-Muster umfassen Gewohnheiten, Routinen und Rollen.	Gewohnheiten und Routinen werden nicht angesprochen. Rollen werden zu den Performanzkomponenten gezählt.	*Aktivitäten und Partizipation* • *Aktivitäten* – „Durchführung einer Aufgabe oder Handlung (Aktion) durch einen Menschen" (S. 16). • *Partizipation* – „Einbezogensein in eine Lebenssituation" (S. 16). Beispiele für beide: Lernen und Wissensanwendung, allgemeine Aufgaben und Anforderungen, Kommunikation, Mobilität, Selbstversorgung, häusliches Leben, interpersonelle Interaktionen und Beziehungen, bedeutende Lebensbereiche, Gemeinschafts-, soziales und staatsbürgerliches Leben. Beispiele für Aktivitäten und Partizipation aus der ICF überschneiden sich mit Betätigungsbereichen, Performanz-Fertigkeiten und Performanz-Mustern im Framework.

Framework	Aufgehobene UT-III	ICF (WHO, deutschsprachige Fassung)
Kontext oder Kontexte – beziehen sich auf eine Vielzahl von miteinander zusammenhängenden Bedingungen innerhalb des Klienten und ihn umgebend, die seine Performanz beeinflussen. Diese Kontexte beinhalten kulturelle, physische, soziale, persönliche, spirituelle, zeitliche und virtuelle Kontexte.	*Performanz-Kontexte* (S. 1054) • *Zeitliche Aspekte* (chronologische, entwicklungsbezogene, Lebenszyklus, Behinderungsstatus). • *Umfeld* (physisch, sozial, kulturell).	*Kontextfaktoren* – stellen den gesamten Lebenshintergrund eines Menschen dar. Sie umfassen Umweltfaktoren und personenbezogene Faktoren, die einen Einfluss auf den Menschen mit einem Gesundheitsproblem und auf dessen Gesundheits- und gesundheitsbezogenen Zustand haben" (S. 22). • *Umweltfaktoren* – bilden die materielle, soziale und einstellungsbezogene Umwelt, in der Menschen leben und ihr Leben gestalten. Diese Faktoren liegen außerhalb des Individuums ..."(S. 22). • *Personenbezogene Faktoren* – der spezielle Hintergrund des Lebens und der Lebensführung eines Menschen ..." (S. 23) (z.B. Geschlecht, ethnische Zugehörigkeit, Lebensstil, Gewohnheiten, sozialer Hintergrund, Bildung und Ausbildung, Beruf). Personenbezogene Faktoren sind nicht in der ICF klassifiziert, weil sie nicht Bestandteil eines Gesundheitsproblems oder Gesundheitszustandes sind, sie sind jedoch aufgenommen, da sie einen Einfluss auf Outcomes haben können.
Aktivitätsanforderungen – die Aspekte einer Aktivität, die Objekte, Raum, soziale Anforderungen, Abfolge und Zeit einteilen, erforderliche Handlungen und erforderliche zugrunde liegende Körperfunktionen und Körperstrukturen beinhalten, die notwendig sind, um eine Aktivität auszuführen.	Nicht erwähnt.	Nicht erwähnt.

Framework	Aufgehobene UT-III	ICF (WHO, deutschsprachige Fassung)
Klienten-Faktoren – diejenigen dem Klienten innewohnenden Faktoren, die Betätigungsperformanz in Betätigungsbereichen betreffen können. Klienten-Faktoren beinhalten folgende • *Körperfunktionen*: die physiologischen Funktionen des Körpersystems (einschließlich der psychologischen Funktionen)" (WHO, 2001, S. 10). • *Körperstrukturen:* „anatomische Teile des Körpers, wie Organe, Glieder und deren Komponenten [die die Körperfunktion unterstützen]" (WHO, 2001, S. 10).	*Performanzkomponenten* – sensorisch-motorische Komponenten, kognitive Interaktion und kognitive Komponenten ebenso wie psychosoziale und psychologische Komponenten. Diese Komponenten bestehen aus einigen Performanz-Fertigkeiten und einigen Klienten-Faktoren wie im Framework dargestellt (S. 1052-1054ff.).	• Körperfunktionen – „die physiologischen Funktionen von Körpersystemen (einschließlich psychologischer Funktionen)" (S. 16). • Körperstrukturen – „anatomische Teile des Körpers wie Organe, Gliedmaße und deren Bestandteile [die die Körperfunktion unterstützen]" (S. 16).
Outcomes – sind definiert als wichtige den Interventionen zurechenbare Gesundheitsdimensionen, einschließlich Funktionsfähigkeit, Gesundheitswahrnehmungen und Zufriedenheit mit der Versorgung (nach Request for Planning Ideas, 2001)	Nicht erwähnt.	Nicht erwähnt.

Anmerkung. UT-III = *Uniform Terminology for Occupational Therapy-Third Edition* (AOTA, 1994); ICF = *International Classification of Functioning, Disability and Health* (WHO, 2001).

6.3

OCCUPATIONAL THERAPY PRACTICE

FRAMEWORK:
Domain & Process

MISSION STATEMENT
The American Occupational Therapy Association advances the quality, availability, use, and support of occupational therapy through standard-setting, advocacy, education, and research on behalf of its members and the public.

AOTA STAFF
Joseph C. Isaacs, CAE, Executive Director

Maureen Freda Peterson, MS, OT/L, FAOTA, Associate Executive Director, Professional Affairs and Career Development
Deborah Lieberman, MHSA, OTR/L, FAOTA, Practice Associate
Sarah Hertfelder, MEd, MOT, OTR, FAOTA, Program Manager
Wendy Schoen, Administrative Assistant

Karen C. Carey, CAE, Associate Executive Director, Membership, Marketing, and Communications
Jeffrey Finn, MA, Director of Communications
Barbara Scanlan, Managing Editor, *AJOT* and *SIS Quarterlies*
Sarah E. Ely, Book Production Coordinator

The American Occupational Therapy Association, Inc.
4720 Montgomery Lane
PO Box 31220
Bethesda, Maryland 20824-1220
Phone: 301-652-AOTA (2682)
TDD: 800-377-8555
Fax: 301-652-7711
www.aota.org
To order: 1-877-404-AOTA (2682)

ISBN: 1-56900-181-2

Printed by Nittany Valley Offset, State College, Pennsylvania

OCCUPATIONAL THERAPY PRACTICE

FRAMEWORK: *Domain & Process*

Contents

The *Occupational Therapy Practice Framework* (Framework), originally appeared in print in the November/December 2002 issue of *The American Journal of Occupational Therapy* (*AJOT*).

When citing this document the preferred reference is: American Occupational Therapy Association. (2002). Occupational therapy practice framework: Domain and process. *American Journal of Occupational Therapy, 56,* 609–639.

The Framework pagination in this version of the document corresponds with the original *AJOT* pagination.

Occupational therapy is an evolving profession. Over the years, the study of human occupation and its components has enlightened the profession about the core concepts and constructs that guide occupational therapy practice. In addition, occupational therapy's role and contributions to society have continued to evolve. The *Occupational Therapy Practice Framework: Domain and Process* (also referred to in this document as the Framework) is the next evolution in a series of documents that have been developed over the past several decades to outline language and constructs that describe the profession's focus.

The Framework was developed in response to current practice needs—the need to more clearly affirm and articulate occupational therapy's unique focus on occupation and daily life activities and the application of an intervention process that facilitates engagement in occupation to support participation in life. The impetus for the development of the Framework was the review process to update and revise the *Uniform Terminology for Occupational Therapy—Third Edition* (UT-III) (American Occupational Therapy Association [AOTA], 1994). The background for the development of the Framework is provided in a section at the end of this document. As practice continues to evolve, the field should consider the continued need for the *Occupational Therapy Practice Framework: Domain and Process* and should evaluate and modify its format as appropriate.

The intended purpose of the Framework is twofold: (a) to describe the domain that centers and grounds the profession's focus and actions and (b) to outline the process of occupational therapy evaluation and intervention that is dynamic and linked to the profession's focus on and use of occupation. The domain and process are necessarily interdependent, with the domain defining the area of human activity to which the process is applied.

This document is directed to both internal and external audiences. The internal professional audience—occupational therapists and occupational therapy assistants—can use the Framework to examine their current practice and to consider new applications in emerging practice areas. Occupational therapy educators may find the Framework helpful in teaching students about a process delivery model that is client centered and facilitates engagement in occupation to support participation in life. As occupational therapists and occupational therapy assistants move into new and expanded service arenas, the descriptions and terminology provided in the Framework can assist them in communicating the profession's unique focus on occupation and daily life activities to external audiences. External audiences can use the Framework to understand occupational therapy's emphasis on supporting function and performance in daily life activities and the many factors that influence performance (e.g., performance skills, performance patterns, context, activity demands, client factors) that are addressed during the intervention process. The description of the process will assist external audiences in understanding how occupational therapists and occupational therapy assistants apply their knowledge and skills in helping people attain and resume daily life activities that support function and health.

The *Occupational Therapy Practice Framework: Domain and Process* begins with an explanation of the profession's domain. Each aspect of the domain is fully described. An introduction to the occupational therapy process follows with key statements that highlight important points. Each section of the process is then specifically described. Numerous resource materials, including an appendix, a glossary, references, a bibliography, and the background of the development of the Framework are supplied at the end of the document.

Domain

The Domain of Occupational Therapy

"A profession's domain of concern consists of those areas of human experience in which practitioners of the profession offer assistance to others" (Mosey, 1981, p. 51). Occupational therapists and occupational therapy assistants focus on assisting people to engage in daily life activities that they find meaningful and purposeful. Occupational therapy's domain stems from the profession's interest in human beings' ability to engage in everyday life activities. The broad term that occupational therapists and assistants use to capture the breadth and meaning of "everyday life activity" is *occupation*. Occupation, as used in this document, is defined in the following way:

> [A]ctivities...of everyday life, named, organized, and given value and meaning by individuals and a culture. Occupation is everything people do to occupy themselves, including looking after themselves...enjoying life...and contributing to the social and economic fabric of their communities.... (Law, Polatajko, Baptiste, & Townsend, 1997, p. 32)

Occupational therapists' and occupational therapy assistants' expertise lies in their knowledge of occupation and how engaging in occupations can be used to affect human performance and the effects of disease and disability. When working with clients, occupational therapists and occupational therapy assistants direct their effort toward helping clients perform. Performance changes are directed to support engagement in meaningful occupations that subsequently affect health, well-being, and life satisfaction.

The profession views occupation as both means and end. The process of providing occupational therapy intervention may involve the therapeutic use of occupation as a "means" or method of changing performance. The "end" of the occupational therapy intervention process occurs with the client's improved engagement in meaningful occupation.

Both terms, *occupation* and *activity*, are used by occupational therapists and occupational therapy assistants to describe participation in daily life pursuits. Occupations are generally viewed as activities having unique meaning and purpose in a person's life. Occupations are central to a person's identity and competence, and they influence how one spends time and makes decisions. The term *activity* describes a general class of human actions that is goal directed (Pierce, 2001). A person may participate in activities to achieve a goal, but these activities do not assume a place of central importance or meaning for the person. For example, many people participate in the activity of gardening, but not all of those individuals would describe gardening as an "occupation" that has central importance and meaning for them. Those who see gardening as an activity may report that gardening is a chore or task that must be done as part of home and yard maintenance but not one that they particularly enjoy doing or from which they derive significant personal satisfaction or fulfillment. Those who experience gardening as an occupation would see themselves as "gardeners," gaining part of their identity from their participation. They would achieve a sense of competence by their accomplishments in gardening and would report a sense of satisfaction and fulfillment as a result of engaging in this occupation. Occupational therapists and occupational therapy assistants value both occupation and activity and recognize their importance and influence on health and well-being. They believe that the two terms are closely related yet recognize that each term has a distinct meaning and that individuals experience each differently. In this document the two terms are often used together to acknowledge their relatedness yet recognize their different meanings.

The domain of occupational therapy frames the arena in which occupational therapy evaluations and interventions occur. To make the domain more understandable to readers and easier to visualize, the content of the domain has been illustrated in Figure 1. At the top of the page is the overarching statement—Engagement in Occupation to Support Participation in Context or Contexts. This statement describes the domain in its broadest sense. The other terms outlined in the figure identify the various aspects of the domain that occupational therapists and occupational therapy assistants attend to during the process of providing services. The three terms at the bottom of the figure (*context, activity demands,* and *client factors*) identify areas that influence performance skills and patterns. The two terms in the middle of the figure (*performance skills* and *performance patterns*) are used to describe the observed performance that

ENGAGEMENT IN OCCUPATION TO SUPPORT PARTICIPATION IN CONTEXT OR CONTEXTS

Performance in Areas of Occupation

Activities of Daily Living (ADL)*
Instrumental Activities of Daily Living (IADL)
Education
Work
Play
Leisure
Social Participation
(For definitions, refer to Appendix, Table 1)

Performance Skills

Motor Skills
Process Skills
Communication/Interaction Skills
(For definitions, refer to Appendix, Table 2)

Performance Patterns

Habits
Routines
Roles
(For definitions, refer to Appendix, Table 3)

Context

Cultural
Physical
Social
Personal
Spiritual
Temporal
Virtual
(For definitions, refer to Appendix, Table 4)

Activity Demands

Objects Used and Their Properties
Space Demands
Social Demands
Sequencing and Timing
Required Actions
Required Body Functions
Required Body Structures
(For definitions, refer to Appendix, Table 5)

Client Factors

Body Functions
Body Structures
(For definitions, refer to Appendix, Table 6)

*Also referred to as basic activities of daily living (BADL) or personal activities of daily living (PADL).

Figure 1. Domain of Occupational Therapy. This figure represents the domain of occupational therapy and is included to allow readers to visualize the entire domain with all of its various aspects. No aspect is intended to be perceived as more important than another.

the individual carries out when engaging in a range of occupations. No one aspect outlined in the domain figure is considered more important than another. Occupational therapists are trained to assess all aspects and to apply that knowledge to an intervention process that leads to engagement in occupations to support participation in context or contexts. Occupational therapy assistants participate in this process under the supervision of an occupational therapist. The discussion that follows provides a brief explanation of each term in the figure. Tables included in the appendix provide full lists and definitions of terms.

Engagement in Occupation to Support Participation in Context

Engagement in occupation to support participation in context is the focus and targeted end objective of occupational therapy intervention. Engagement in occupation is seen as naturally supporting and leading to participation in context.

When individuals engage in occupations, they are committed to performance as a result of self-choice, motivation, and meaning. The term expresses the profession's belief in the importance of valuing and considering the individual's desires, choices, and needs during the evaluation and intervention process. Engagement in occupation includes both the subjective (emotional or psychological) aspects of performance and the objective (physically observable) aspects of performance. Occupational therapists and occupational therapy assistants understand engagement from this dual and holistic perspective and address all the aspects of performance (physical, cognitive, psychosocial, and contextual) when providing interventions designed to support engagement in occupations and in daily life activities.

Occupational therapists and occupational therapy assistants recognize that health is supported and maintained when individuals are able to engage in occupations and in activities that allow desired or needed participation in home, school, workplace, and community life situations. Occupational therapists and occupational therapy assistants assist individuals to link their ability to perform daily life activities with meaningful patterns of engagement in occupations that allow participation in desired roles and life situations in home, school, workplace, and community. The World Health Organization (WHO), in its effort to broaden the understanding of the effects of disease and disability on health, has recognized that health can be affected by the inability to carry out activities and participate in life situations as well as by problems that exist with body structures and functions (WHO, 2001). Occupational therapy's focus on engagement in occupations to support participation complements WHO's perspective.

Occupational therapists and occupational therapy assistants recognize that engagement in occupation occurs in a variety of contexts (cultural, physical, social, personal, temporal, spiritual, virtual). They also recognize that the individual's experience and performance cannot be understood or addressed without understanding the many contexts in which occupations and daily life activities occur.

Performance in Areas of Occupation

Occupational therapists and occupational therapy assistants direct their expertise to the broad range of human occupations and activities that make up peoples' lives. When occupational therapists and assistants work with an individual, a group, or a population to promote engagement in occupations and in daily life activities, they take into account all of the many types of occupations in which any individual, group, or population might engage. These human activities are sorted into categories called "areas of occupation"—activities of daily living, instrumental activities of daily living, education, work, play, leisure, and social participation (see Appendix, Table 1). Occupational therapists and occupational therapy assistants under the supervision of an occupational therapist use their expertise to address performance issues in any or all areas that are affecting the person's ability to engage in occupations and in activities. Addressing performance issues in areas of occupation requires knowledge of what performance skills are needed and what performance patterns are used.

Performance Skills

Skills are small units of performance. They are features of what one does (e.g., bends, chooses, gazes), versus underlying capacities or body functions (e.g., joint mobility, motivation, visual acuity). "Skills are observable elements of action that have implicit functional purposes" (Fisher & Kielhofner, 1995, p. 113). For example, when observing a person writing out a check, you would notice skills of gripping and manipulating objects and initiating and sequencing the steps of the activity to complete the writing of the check.

Execution of a performance skill occurs when the performer, the context, and the demands of the activity come together in the performance of the activity. Each of these factors influences the execution of a skill and may support or hinder actual skill execution.

When occupational therapists and occupational therapy assistants, who have established competency under the supervision of occupational therapists, analyze performance, they specifically identify the skills that are effective or ineffective during performance. They use skilled observations and selected assessments to evaluate the following skills:

- Motor skills—observed as the client moves and interacts with task objects and environments. Aspects of motor skill include posture, mobility, coordination, strength and effort, and energy. Examples of specific motor performance skills include stabilizing the body, bending, and manipulating objects.
- Process skills—observed as the client manages and modifies actions while completing a task. Aspects of process skill include energy, knowledge, temporal organization, organizing space and objects, and adaptation. Examples of specific process performance skills include maintaining attention to a task, choosing appropriate tools and materials for the task, logically organizing workspace, or accommodating the method of task completion in response to a problem.
- Communication/Interaction skills—observed as the client conveys his or her intentions and needs and coordinates social behavior to act together with people. Aspects of communication/interaction skills include physicality, information exchange, and relations. Examples of specific communication/interaction performance skills include gesturing to indicate intention, asking for information, expressing affect, or relating in a manner to establish rapport with others.

Skilled performance (i.e., effective execution of performance skills) depends on client factors (body functions, body structures), activity demands, and the context. However, the presence of underlying client factors (body functions and structures) does not inherently ensure the effective execution of performance skills. (See Appendix, Table 2, for complete list of performance skills)

Performance Patterns

Performance patterns refer to habits, routines, and roles that are adopted by an individual as he or she carries out occupations or daily life activities. Habits refer to specific, automatic behaviors, whereas routines are established sequences of occupations or activities that provide a structure for daily life. Roles are "a set of behaviors that have some socially agreed upon function and for which there is an accepted code of norms" (Christiansen & Baum, 1997, p. 603).

Performance patterns develop over time and are influenced by context (See Appendix, Table 3).

Context

Context refers to a variety of interrelated conditions within and surrounding the client that influence performance. These contexts can be cultural, physical, social, personal, spiritual, temporal, and virtual. Some contexts are external to the client (e.g., physical context, social context, virtual context); some are internal to the client (e.g., personal, spiritual); and some may have external features, with beliefs and values that have been internalized (e.g., cultural). Contexts may include time dimensions (e.g., within a temporal context, the time of day; within a personal context, one's age) and space dimensions (e.g., within a physical context, the size of room in which activity occurs). When the occupational therapist and occupational therapy assistant are attempting to understand performance skills and patterns, they consider the specific contexts that surround the performance of a particular occupation or activity. In this process, the therapist and assistant consider all the relevant contexts, keeping in mind that some of them may not be influencing the particular skills and patterns being addressed. (See Appendix, Table 4, for a description of the different kinds of contexts that occupational therapists and occupational therapy assistants consider.)

Activity Demands

The demands of the activity in which a person engages will affect skill and eventual success of performance. Occupational therapists and occupational therapy assistants apply their analysis skills to determine the demands that an activity will place on any performer and how those demands will influence skill execution. (See Appendix, Table 5, for complete list of activity demands.)

Client Factors

Performance can be influenced by factors that reside within the client. Occupational therapists and occupational therapy assistants are knowledgeable about the variety of physical, cognitive, and psychosocial client factors that influence development and performance and how illness, disease, and disability affect these factors. The occupational therapist and occupational therapy assistant recognize that client factors influence the ability to engage in occupations and that engagement in occupations can also influence client factors. They apply their understanding of this interaction and use it throughout the intervention process.

Client factors include the following:

- Body functions—"physiological function of body systems (including psychological functions)" (WHO, 2001, p. 10). (See Appendix, Table 6, for complete list.) The occupational therapist and occupational therapy assistant under the supervision of an occupational therapist use knowledge about body functions to evaluate selected client body functions that may be affecting his or her ability to engage in desired occupations or activities.
- Body structures—"anatomical parts of the body such as organs, limbs, and their components" (WHO, 2001, p. 10). (See Appendix, Table 6.) Occupational therapists and occupational therapy assistants under the supervision of an occupational therapist apply their knowledge about body structures to determine which body structures are needed to carry out an occupation or activity.

The categorization of client factors outlined in Table 6 is based on the *International Classification of Functioning, Disability and Health* proposed by the WHO (2001). The classification was selected because it has received wide exposure and presents a common language that is understood by external audiences. The categories include all those areas that occupational therapists and assistants address and consider during evaluation and intervention.

Process

The Process of Occupational Therapy: Evaluation, Intervention, and Outcome

Many professions use the process of evaluating, intervening, and targeting intervention outcomes that is outlined in the Framework. However occupational therapy's focus on occupation throughout the process makes the profession's application and use of the process unique. The process of occupational therapy service delivery begins by evaluating the client's occupational needs, problems, and concerns. Understanding the client as an occupational human being for whom access and participation in meaningful and productive activities is central to health and well-being is a perspective that is unique to occupational therapy. Problems and concerns that are addressed in evaluation and intervention are also framed uniquely from an occupational perspective, are based on occupational therapy theories, and are defined as problems or risks in occupational performance. During intervention, the focus remains on occupation, and efforts are directed toward fostering improved engagement in occupations. A variety of therapeutic activities, including engagement in actual occupations and in daily life activities, are used in intervention.

Framework Process Organization

The *Occupational Therapy Practice Framework* process is organized into three broad sections that describe the process of service delivery. A brief overview of the process as it is applied within the profession's domain is outlined in Figure 2.

Figure 3 schematically illustrates how these sections are related to one another and how they revolve around the col-

Evaluation

Occupational profile—The initial step in the evaluation process that provides an understanding of the client's occupational history and experiences, patterns of daily living, interests, values, and needs. The client's problems and concerns about performing occupations and daily life activities are identified, and the client's priorities are determined.

Analysis of occupational performance—The step in the evaluation process during which the client's assets, problems, or potential problems are more specifically identified. Actual performance is often observed in context to identify what supports performance and what hinders performance. Performance skills, performance patterns, context or contexts, activity demands, and client factors are all considered, but only selected aspects may be specifically assessed. Targeted outcomes are identified.

Intervention

Intervention plan—A plan that will guide actions taken and that is developed in collaboration with the client. It is based on selected theories, frames of reference, and evidence. Outcomes to be targeted are confirmed.

Intervention implementation—Ongoing actions taken to influence and support improved client performance. Interventions are directed at identified outcomes. Client's response is monitored and documented.

Intervention review—A review of the implementation plan and process as well as its progress toward targeted outcomes.

Outcomes (Engagement in Occupation To Support Participation)

Outcomes—Determination of success in reaching desired targeted outcomes. Outcome assessment information is used to plan future actions with the client and to evaluate the service program (i.e., program evaluation).

Figure 2. Framework Process of Service Delivery as Applied Within the Profession's Domain.

laborative therapeutic relationship between the client and the occupational therapist and occupational therapy assistant.

To help the reader understand the process, key statements highlight important points about the process outlined below.

The process outlined is dynamic and interactive in nature. Although the parts of the Framework are described in a linear manner, in reality, the process does not occur in a sequenced, step-by-step fashion. The arrows in Figure 3 that connect the boxes indicate the interactive and nonlinear nature of the process. The process, however, does always start with the occupational profile. An understanding of the client's concerns, problems, and risks is the cornerstone of the process. The factors that influence occupational performance (performance skills, performance patterns, context or contexts, activity demands, client factors) continually interact with one another. Because of their dynamic interaction, these factors are frequently evaluated simultaneously throughout the process as their influence on performance is observed.

Context is an overarching, underlying, embedded influence on the process of service delivery. Contexts exist around and within the person. They influence both the client's performance and the process of delivering services. The external context (e.g., the physical setting, social and virtual contexts) provide resources that support or inhibit the client's performance (e.g., presence of a willing caregiver) as well as the delivery of services (e.g., limits placed on length of intervention in an inpatient hospital setting). Different settings (i.e., community, institution, home) provide different supports and resources for service delivery. The client's internal context (personal and spiritual contexts) affects service delivery by influencing personal beliefs, perceptions, and expectations. The cultural context, which exists outside of the person but is internalized by the person, also sets expectations, beliefs, and customs that can affect how and when services may be delivered. Note that in Figure 3, context is depicted as surrounding and underlying the process.

The term *client* is used to name the entity that receives occupational therapy services. Clients may be

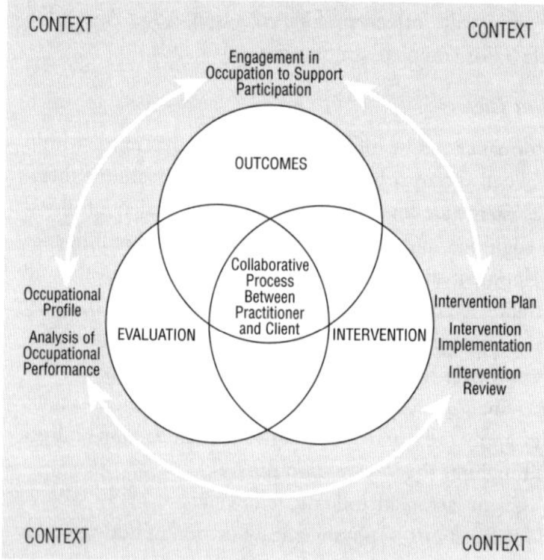

Figure 3. Framework Collaborative Process Model. Illustration of the framework emphasizing client–practitioner interactive relationship and interactive nature of the service delivery process.

categorized as (a) individuals, including individuals who may be involved in supporting or caring for the client (i.e., caregiver, teacher, parent, employer, spouse); (b) individuals within the context of a group (i.e., a family, a class); or (c) individuals within the context of a population (i.e., an organization, a community). The definition of *client* is consistent with *The Guide to Occupational Therapy Practice* (Moyers, 1999) and is indicative of the profession's growing understanding that people may be served not only as individuals, but also as members of a group or a population. The actual term used for individuals who are served will vary by practice setting. For example, in a hospital, the person might be referred to as a "patient," whereas in a school, he or she might be called a "student." Clients may be served as individuals, groups, or populations. Although the most common form of service delivery within the profession now involves a direct individual client to service provider model, more and more occupational therapists and occupational therapy assistants are beginning to serve clients at the group and population level (i.e., organization, community). When providing interventions other than in a one-to-one model, the occupational therapist and occupational therapist assistant are seen as agents who help others to support client engagement in occupations rather than as those who personally provide that support. Often, they use education and consultation as interventions. When occupational therapists and occupational therapy assistants are collaborating with clients to provide services at the group or population level, an important point to recognize is that although interventions may be directed to a group or population (i.e., organization, community), the individuals within those entities are the ones who are being evaluated and served. The wants, needs, occupational risks or problems, and performance patterns and skills of individuals within the group or population (i.e., organization, community) are evaluated as an aggregate, and information is compiled to determine group or population occupational issues and solutions.

A client-centered approach is used throughout the Framework. The Framework incorporates the value of client-centered evaluation and intervention by recognizing from the outset that all interventions must be focused on client priorities. The very nature of engagement in occupation—which is internally motivated, is individually defined, and requires active participation by the client—means that the client must be an active participant in the process. Clients identify what occupations and activities are important to them and determine the degree of engagement in each occupation. However, in some circumstances the client's ability to provide a description of the perceived or desired occupations or activity may be limited because of either the nature of the client's problems (e.g., autism, dementia) or the stage of development (e.g., infants). When this occurs, the occupational therapist and occupational therapy assistant must then take a broader view of the client and seek input from others such as family or significant others who would have knowledge and insight into the client's desires. By involving the family or significant others, the occupational therapist and assistant can better understand the client's history, developmental stage, and current contexts. Inclusion of others in these circumstances allows the client to be represented in intervention planning and implementation.

The entire process of service delivery begins with a collaborative relationship with the client. The collaborative relationship continues throughout the process and affects all phases of the process. The central importance of this collaboration is noted in Figure 3.

The Framework is based on the belief that the occupational therapist, occupational therapy assistant, and the client bring unique resources to the Framework process. Occupational therapists and occupational therapy assistants bring knowledge about how engagement in occupation affects health and performance. They also bring knowledge about disease and disability and couple this information with their clinical reasoning and theoretical perspectives to critically observe, analyze, describe, and interpret human performance. Therapists and assistants combine their knowledge and skills to modify the factors that influence engagement in occupation to improve and support performance. Clients bring knowledge about their life experiences and their hopes and dreams for the future. Clients share their priorities, which are based on what is important to them, and collaborate with the therapist and assistant in directing the intervention process to those priorities.

"Engagement in occupation" is viewed as the overarching outcome of the occupational therapy process. The Framework emphasizes occupational therapy's unique contribution to health by identifying "engagement in occupation to support participation" as the end objective of the occupational therapy process. The profession recognizes that in some areas of practice (e.g., acute rehabilitation, hand therapy) occupational therapy intervention may focus primarily on performance skills or on client factors (i.e., body functions, body structures) that will enable engagement in occupations later in the continuum of care.

Evaluation Process

The evaluation process sets the stage for all that follows. Because occupational therapy is concerned with performance in daily life and how performance affects engage ment in occupations to support participation, the evaluation process is focused on finding out what the client wants and needs to do and on identifying those factors that act as supports or barriers to performance. During the evaluation process, this information is paired with the occupational therapist's knowledge about human performance and the effect that illness, disability, and engagement in occupation have on performance. The occupational therapist considers performance skills, performance patterns, context, activity demands, and client factors and determines how each influences performance. The occupational therapist's skilled observation, use of specific assessments, and interpretation of results leads to a clear delineation of the problems and probable causes. The occupational therapy assistant may contribute to the evaluation process based on established competencies and under the supervision of an occupational therapist.

During the evaluation, a collaborative relationship with the client is established that continues throughout the entire occupational therapy process. The evaluation process is divided into two substeps, the first of which is the occupational profile—the initial step during which the client's needs, problems, and concerns about occupations and daily life activity performance are identified and priorities and values ascertained. The client's background and history in reference to engagement in occupations and in activities are also explored. The second substep of the evaluation process, analysis of occupational performance, focuses on more specifically identifying occupational performance issues and evaluating selected factors that support and hinder performance. Although each subsection is described separately and sequentially, in actuality, information pertinent to both subsections may be gathered during either one. The client's input is central in this process, and the client's priorities guide choices and decisions made during the process of evaluation.

Occupational Profile

An occupational profile is defined as information that describes the client's occupational history and experiences, patterns of daily living, interests, values, and needs. The profile is designed to gain an understanding of the client's perspective and background. Using a client-centered approach, information is gathered to understand what is currently important and meaningful to the client (what he or she wants and needs to do) and to identify past experiences and interests that may assist in the understanding of current issues and problems. During the process of collecting this information, the client's priorities and desired targeted outcomes that will lead to engagement in occupation to support participation in life are also identified. Only clients can identify the occupations that give meaning to their lives and select the goals and priorities that are important to them. Valuing and respecting the client's input helps to foster client involvement and can more efficiently guide interventions.

Information about the occupational profile is collected at the beginning of contact with the client. However, additional information is collected over time throughout the process, refined, and reflected in changes subsequently made to targeted outcomes.

Process. The theories and frames of reference that the occupational therapist selects to guide his or her reasoning will influence the information that is collected during the occupational profile. Scientific knowledge and evidence about diagnostic conditions and occupational performance problems is used to guide information gathering.

The process of completing the occupational profile will vary depending on the setting and the client. The information gathered in the profile may be obtained both formally and informally and may be completed in one session or over a much longer period while working with the client. Obtaining information through both formal interview and casual conversation is a way of beginning to establish a therapeutic relationship with the client. Ideally, the information obtained through the occupational profile will lead to a more individualized approach in the evaluation, intervention planning, and intervention implementation stages.

Specifically, the following information is collected:

- Who is the client (individual, caregiver, group, population)?
- Why is the client seeking service, and what are the client's current concerns relative to engaging in occupations and in daily life activities?
- What areas of occupation are successful, and what areas are causing problems or risks? (see Figure 1)
- What contexts support engagement in desired occupations, and what contexts are inhibiting engagement?
- What is the client's occupational history (i.e., life experiences, values, interests, previous patterns of engagement in occupations and in daily life activities, the meanings associated with them)?
- What are the client's priorities and desired targeted outcomes (see Appendix, Table 9)?
  - Occupational performance
  - Client satisfaction
  - Role competence
  - Adaptation
  - Health and wellness
  - Prevention
  - Quality of life

After profile data are collected, the therapist reviews the information and develops a working hypothesis regarding possible reasons for identified problems and concerns and identifies the client's strengths and weaknesses. Outcome measures are preliminarily selected.

Analysis of Occupational Performance

Occupational performance is defined as the ability to carry out activities of daily life, including activities in the areas of occupation: activities of daily living (ADL) [also called basic activities of daily living (BADL) and personal activities of daily living (PADL)], instrumental activities of daily living (IADL), education, work, play, leisure, and social participation. Occupational performance results in the accomplishment of the selected occupation or activity and occurs through a dynamic transaction among the client, the context, and the activity. Improving or developing skills and patterns in occupational performance leads to engagement in one or more occupations (adapted in part from Law et al., 1996, p. 16).

When occupational performance is analyzed, the performance skills and patterns used in performance are identified, and other aspects of engaging in occupation that affect skills and patterns (e.g., client factors, activity demands, context or contexts) are evaluated. The analysis process identifies facilitators as well as barriers in various aspects of engagement in occupations and in daily life activities. Analyzing occupational performance requires an understanding of the complex and dynamic interaction among performance skills, performance patterns, context or contexts, activity demands, and client factors rather than of any one factor alone.

The information gathered during the occupational profile about the client's needs, problems, and priorities guides decisions during the analysis of occupational performance. The profile information directs the therapist's selection of the specific occupations or activities that need to be further analyzed and influences the selection of specific assessments that are used during the analysis process.

Process. Using available evidence and all aspects of clinical reasoning (scientific, narrative, pragmatic, ethical), the therapist selects one or more frames of reference to guide further collection of evaluation information. The following actions are taken:

- Synthesize information from the occupational profile to focus on specific areas of occupation and their contexts that need to be addressed.
- Observe the client's performance in desired occupations and activities, noting effectiveness of the performance skills and performance patterns. May select and use specific assessments to measure performance skills and patterns as appropriate.
- Select assessments, as needed, to identify and measure more specifically context or contexts, activity demands, and client factors that may be influencing performance skills and performance patterns.
- Interpret the assessment data to identify what supports performance and what hinders performance.
- Develop and refine hypotheses about the client's occupational performance strengths and weaknesses.
- Create goals in collaboration with the client that address the desired targeted outcomes. Confirm outcome measure to be used.
- Delineate potential intervention approach or approaches based on best practice and evidence.

Intervention Process

The intervention process is divided into three substeps: intervention plan, intervention implementation, and intervention review. During the intervention process, information from the evaluation step is integrated with theory, frames of reference, and evidence and is coupled with clinical reasoning to develop a plan and carry it out. The plan guides the actions of the occupational therapist and occupational therapy assistant and is based on the client's priorities. Interventions are carried out to address performance skills, patterns, context or contexts, activity demands, and client factors that are hindering performance. Periodic reviews throughout the process allow for revisions in the plan and actions. Again, collaboration with the client is vital in this section of the process to ensure effectiveness and success. All interventions are ultimately directed toward achieving the overarching outcome of engagement in occupation to support participation.

Intervention Plan

An intervention plan is defined as a plan that is developed based on the results of the evaluation process and describes selected occupational therapy approaches and types of interventions to reach the client's identified targeted outcomes. An intervention plan is developed collaboratively with the client (including, in some cases, family or significant others) and is based on the client's goals and priorities.

The design of the intervention plan is directed by

- the client's goals, values, and beliefs;
- the health and well-being of the client;
- the client's performance skills and performance patterns, as they are influenced by the interaction among the context or contexts, activity demands, and client factors; and
- the setting or circumstance in which the intervention is provided (e.g., caregiver expectations, organization's purpose, payer's requirements, or applicable regulations).

Interventions are designed to foster engagement in occupations and in activities to support participation in life. The selection and design of the intervention plan and goals are directed toward addressing the client's current and potential problems related to engagement in occupations or in activities.

Process. Intervention planning includes the following steps:

1. Develop the plan. The occupational therapist develops the plan. The occupational therapy assistant, based on established competencies and under the supervision of the occupational therapist, may contribute to the plan's development. The plan includes the following:
   - Objective and measurable goals with a timeframe
   - Occupational therapy intervention approach or approaches based on theory and evidence (see Appendix, Table 7).
     - Create or promote
     - Establish or restore
     - Maintain
     - Modify
     - Prevent
   - Mechanisms for service delivery
     - Who will provide intervention
     - Types of interventions
     - Frequency and duration of service
2. Consider potential discharge needs and plans.
3. Select outcome measures.
4. Make recommendation or referral to others as needed.

Intervention Implementation

Intervention is the process of putting the plan into action. Intervention implementation is defined as the skilled process of effecting change in the client's occupational performance, leading to engagement in occupations or in activities to support participation. Intervention implementation is a collaborative process between the client and the occupational therapist and assistant.

Interventions may be focused on changing the context or contexts, activity demands, client factors, performance skills, or performance patterns. Occupational therapists and occupational therapy assistants recognize that change in one factor may influence other factors. All factors that affect performance are interrelated and influence one another in a continuous dynamic process that results in performance in desired areas of occupation. Because of this dynamic interrelationship, dynamic assessment continues throughout the implementation process.

Process. Intervention implementation includes the following steps:

1. Determine and carry out the type of occupational therapy intervention or interventions to be used (see Appendix, Table 8).
   - Therapeutic use of self
   - Therapeutic use of occupations or activities
     - Occupation-based activity
     - Purposeful activity
     - Preparatory methods
   - Consultation process
   - Education process
2. Monitor client's response to interventions based on ongoing assessment and reassessment.

Intervention Review

Intervention review is defined as a continuous process for reevaluating and reviewing the intervention plan, the effectiveness of its delivery, and the progress toward targeted outcomes. This process includes collaboration with the client (including, in some cases, family, significant others, and other service providers). Reevaluation and review may lead to change in the intervention plan. The intervention review process may be carried out differently in a variety of settings.

Process. The intervention review includes the following steps:

1. Reevaluate the plan and how it is carried out with the client relative to achieving targeted outcomes.
2. Modify the plan as needed.
3. Determine the need for continuation, discontinuation, or referral.

Outcomes Process

Outcomes are defined as important dimensions of health that are attributed to interventions, including ability to function, health perceptions, and satisfaction with care (adapted from Request for Planning Ideas, 2001). The important dimension of health that occupational therapists and occupational therapy assistants target as the profession's overarching outcome is "engagement in occupation to support participation." The two concepts included in this outcome are defined as follows:

- Engagement in occupation—The commitment made to performance in occupations or activities as the result of self-choice, motivation, and meaning, and includes the objective and subjective aspects of carrying out occupations and activities that are meaningful and purposeful to the person.
- Participation—"involvement in a life situation" (WHO, 2001, p. 10).

Engagement in occupation to support participation is the broad outcome of intervention that is designed to foster performance in desired and needed occupations or activities. When clients are actively involved in carrying out occupations or daily life activities that they find purposeful and meaningful in home and community settings, participation is a natural outcome. Less broad and more specific outcomes of occupational therapy intervention (see Appendix, Table 9) are multidimensional and support the end result of engagement in occupation to support participation.

In targeting engagement in occupation to support participation as the broad, overarching outcome of the occupational therapy intervention process, the profession underscores its belief that health and well-being are holistic and that they are developed and maintained through active engagement in occupation.

The focus on outcomes is interwoven throughout the process of service delivery within occupational therapy. During the evaluation phase of the process, the client's initial targeted outcomes regarding desired engagement in occupation or daily life activities are identified. As further analysis of occupational performance and development of the treatment plan take place, targeted outcomes are further refined. During intervention implementation and reevaluation, targeted outcomes may be modified based on changing needs, contexts, and performance abilities. Outcomes have numerous definitions and connotations for different clients, payers, regulators, and organizations. The specific outcomes chosen will vary by practice setting and will be influenced by the particular stakeholders in each setting.

Process. Implementation of the outcomes process includes the following steps:

1. Select types of outcomes and measures, including, but not limited to occupational performance, client satisfaction, adaptation, role competence, health and wellness, prevention, and quality of life.
   - Selection of outcome measures occurs early in the intervention process (see Evaluation Process, Occupational Profile section).
   - Outcome measures that are selected are valid, reliable, and appropriately sensitive to change in the client's occupational performance, and they match the targeted outcomes.
   - Selection of an outcome measure or instrument for a particular client should be congruent with client goals.
   - Selection of an outcome measure should entail considering its actual or purported ability to predict future outcomes.
2. Measure and use outcomes.
   - Compare progress toward goal achievement to targeted outcomes throughout the intervention process.
   - Assess outcome results and use to make decisions about future direction of intervention (i.e., continue intervention, modify intervention, discontinue intervention, provide follow-up, refer to other services).

An Overview of the Occupational Therapy Practice Process

Table 10 in the Appendix summarizes the process that occurs during occupational therapy service delivery. The arrow placed between the Occupational Profile and Analysis of Occupational Performance evaluation substeps indicates the interactions between these two. However, a similar interaction occurs among all of the steps and substeps. The process is not linear but, instead, is fluid and dynamic, allowing the occupational therapist and occupational therapy assistant to operate with an ongoing focus on outcomes while continually reflecting and changing an overall plan to accommodate new developments and insights along the way.

Acknowledgments

The Commission on Practice (COP) would like to thank and acknowledge all those who participated in the review and comment process associated with the development of the *Occupational Therapy Practice Framework: Domain and Process.* The COP has found this process invaluable and enriching. Everyone's input has been carefully reviewed and considered. Often, small comments repeated by many can lead to significant discussion and change. The COP hopes that all those who contributed to this process will continue to do so for future documents and will encourage others to participate. The profession is richer for this process.

The COP would like to thank the following individuals for their significant contributions to the direction and final content of this document: Carolyn Baum, PhD, OTR, FAOTA; Elizabeth Crepeau, PhD, OTR, FAOTA; Patricia A. Crist, PhD, FAOTA; Winifred Dunn, PhD, OTR, FAOTA; Anne G. Fisher, PhD, OTR, FAOTA; Gail S. Fidler, OTR, FAOTA; Mary Foto, OT, FAOTA; Nedra Gillette, SCD (HON), MEd, OTR, FAOTA; Jim Hinojosa, PhD, OT, FAOTA; Margo B. Holm, PhD, OTR, FAOTA; Gary Kielhofner, DRPH, OTR/L, FAOTA; Paula Kramer, PhD, OTR, FAOTA; Mary Law, PhD, OT(C); Linda T. Learnard, OTR/L; Anne Mosey, PhD, OTR, FAOTA; Penelope A. Moyers, EDd, OTR, FAOTA; David Nelson, PhD, OTR, FAOTA; Marta Pelczarski, OTR; Kathlyn L. Reed, PhD, OTR, FAOTA; Barbara Schell, PhD, OTR/L, FAOTA; Janette Schkade, PhD, OTR; Wendy Schoen; Carol Siebert, MS, OTR/L; V. Judith Thomas, MGA; Linda Kohlman Thomson, MOT, OT, OT(C), FAOTA; Amy L. Walsh, OTR/L; Wendy Wood, PhD, OTR, FAOTA; Boston University OT Students mentored by Karen Jacobs, EDd, OTR/L, CPE, FAOTA; and the University of Kansas Occupational Therapy Education Faculty.

Appendix

TABLE 1. AREAS OF OCCUPATION

Various kinds of life activities in which people engage, including ADL, IADL, education, work, play, leisure, and social participation.

ACTIVITIES OF DAILY LIVING (ADL)

Activities that are oriented toward taking care of one's own body (adapted from Rogers & Holm, 1994, pp. 181–202)—also called basic activities of daily living (BADL) or personal activities of daily living (PADL).

- **Bathing, showering**—Obtaining and using supplies; soaping, rinsing, and drying body parts; maintaining bathing position; and transferring to and from bathing positions.
- **Bowel and bladder management**— Includes complete intentional control of bowel movements and urinary bladder and, if necessary, use of equipment or agents for bladder control (Uniform Data System for Medical Rehabilitation [UDSMR], 1996, pp. III–20, III–24).
- **Dressing**—Selecting clothing and accessories appropriate to time of day, weather, and occasion; obtaining clothing from storage area; dressing and undressing in a sequential fashion; fastening and adjusting clothing and shoes; and applying and removing personal devices, prostheses, or orthoses.
- **Eating**—"The ability to keep and manipulate food/fluid in the mouth and swallow it (O'Sullivan, 1995, p. 191)" (AOTA, 2000, p. 629).
- **Feeding**—"The process of [setting up, arranging, and] bringing food [fluids] from the plate or cup to the mouth (O'Sullivan, 1995, p. 191)" (AOTA, 2000, p. 629).
- **Functional mobility**—Moving from one position or place to another (during performance of everyday activities), such as in-bed mobility, wheelchair mobility, transfers (wheelchair, bed, car, tub, toilet, tub/shower, chair, floor). Performing functional ambulation and transporting objects.
- **Personal device care**—Using, cleaning, and maintaining personal care items, such as hearing aids, contact lenses, glasses, orthotics, prosthetics, adaptive equipment, and contraceptive and sexual devices.
- **Personal hygiene and grooming**—Obtaining and using supplies; removing body hair (use of razors, tweezers, lotions, etc.); applying and removing cosmetics; washing, drying, combing, styling, brushing, and trimming hair; caring for nails (hands and feet); caring for skin, ears, eyes, and nose; applying deodorant; cleaning mouth; brushing and flossing teeth; or removing, cleaning, and reinserting dental orthotics and prosthetics.
- **Sexual activity**—Engagement in activities that result in sexual satisfaction.
- **Sleep/rest**—A period of inactivity in which one may or may not suspend consciousness.
- **Toilet hygiene**—Obtaining and using supplies; clothing management; maintaining toileting position; transferring to and from toileting position; cleaning body; and caring for menstrual and continence needs (including catheters, colostomies, and suppository management).

INSTRUMENTAL ACTIVITIES OF DAILY LIVING (IADL)

Activities that are oriented toward interacting with the environment and that are often complex—generally optional in nature (i.e., may be delegated to another) (adapted from Rogers & Holm, 1994, pp. 181–202).

- **Care of others (including selecting and supervising caregivers)**—Arranging, supervising, or providing the care for others.
- **Care of pets**—Arranging, supervising, or providing the care for pets and service animals.
- **Child rearing**—Providing the care and supervision to support the developmental needs of a child.
- **Communication device use**—Using equipment or systems such as writing equipment, telephones, typewriters, computers, communication boards, call lights, emergency systems, braille writers, telecommunication devices for the deaf, and augmentative communication systems to send and receive information.
- **Community mobility**—Moving self in the community and using public or private transportation, such as driving, or accessing buses, taxi cabs, or other public transportation systems.
- **Financial management**—Using fiscal resources, including alternate methods of financial transaction and planning and using finances with long-term and short-term goals.
- **Health management and maintenance**—Developing, managing, and maintaining routines for health and wellness promotion, such as physical fitness, nutrition, decreasing health risk behaviors, and medication routines.
- **Home establishment and management**—Obtaining and maintaining personal and household possessions and environment (e.g., home, yard, garden, appliances, vehicles), including maintaining and repairing personal possessions (clothing and household items) and knowing how to seek help or whom to contact.
- **Meal preparation and cleanup**—Planning, preparing, serving well-balanced, nutritional meals and cleaning up food and utensils after meals.
- **Safety procedures and emergency responses**—Knowing and performing preventive procedures to maintain a safe environment as well as recognizing sudden, unexpected hazardous situations and initiating emergency action to reduce the threat to health and safety.
- **Shopping**—Preparing shopping lists (grocery and other); selecting and purchasing items; selecting method of payment; and completing money transactions.

EDUCATION

Includes activities needed for being a student and participating in a learning environment.

- **Formal educational participation**—Including the categories of academic (e.g., math, reading, working on a degree), nonacademic (e.g., recess, lunchroom, hallway), extracurricular (e.g., sports, band, cheerleading, dances), and vocational (prevocational and vocational) participation.
- **Exploration of informal personal educational needs or interests (beyond formal education)**—Identifying topics and methods for obtaining topic-related information or skills.
- **Informal personal education participation**—Participating in classes, programs, and activities that provide instruction/training in identified areas of interest.

WORK

Includes activities needed for engaging in remunerative employment or volunteer activities (Mosey, 1996, p. 341).

- **Employment interests and pursuits**—Identifying and selecting work opportunities based on personal assets, limitations, likes, and dislikes relative to work (adapted from Mosey, 1996, p. 342).
- **Employment seeking and acquisition**—Identifying job opportunities, completing and submitting appropriate application materials, preparing for interviews, participating in interviews and following up afterward, discussing job benefits, and finalizing negotiations.
- **Job performance**—Including work habits, for example, attendance, punctuality, appropriate relationships with coworkers and supervisors, completion of assigned work, and compliance with the norms of the work setting (adapted from Mosey, 1996, p. 342).
- **Retirement preparation and adjustment**—Determining aptitudes, developing interests and skills, and selecting appropriate avocational pursuits.

(Continued)

TABLE 1. AREAS OF OCCUPATION

(Continued)

- **Volunteer exploration**—Determining community causes, organizations, or opportunities for unpaid "work" in relationship to personal skills, interests, location, and time available.
- **Volunteer participation**—Performing unpaid "work" activities for the benefit of identified selected causes, organizations, or facilities.

PLAY

"Any spontaneous or organized activity that provides enjoyment, entertainment, amusement, or diversion" (Parham & Fazio, 1997, p. 252).

- **Play exploration**—Identifying appropriate play activities, which can include exploration play, practice play, pretend play, games with rules, constructive play, and symbolic play (adapted from Bergen, 1988, pp. 64–65).
- **Play participation**—Participating in play; maintaining a balance of play with other areas of occupation; and obtaining, using, and maintaining, toys, equipment, and supplies appropriately.

LEISURE

"A nonobligatory activity that is intrinsically motivated and engaged in during discretionary time, that is, time not committed to obligatory occupations such as work, self-care, or sleep" (Parham & Fazio, 1997, p. 250).

- **Leisure exploration**—Identifying interests, skills, opportunities, and appropriate leisure activities.
- **Leisure participation**—Planning and participating in appropriate leisure activities; maintaining a balance of leisure activities with other areas of occupation; and obtaining, using, and maintaining equipment and supplies as appropriate.

SOCIAL PARTICIPATION

Activities associated with organized patterns of behavior that are characteristic and expected of an individual or an individual interacting with others within a given social system (adapted from Mosey, 1996, p. 340).

- **Community**—Activities that result in successful interaction at the community level (i.e., neighborhood, organizations, work, school).
- **Family**—"[Activities that result in] successful interaction in specific required and/or desired familial roles" (Mosey, 1996, p. 340).
- **Peer, friend**—Activities at different levels of intimacy, including engaging in desired sexual activity.

Note. Some of the terms used in this table are from, or adapted from, the rescinded *Uniform Terminology for Occupational Therapy—Third Edition* (AOTA, 1994, pp. 1047–1054).

TABLE 2. PERFORMANCE SKILLS

Features of what one does, not what one has, related to observable elements of action that have implicit functional purposes (adapted from Fisher & Kielhofner, 1995, p. 113).

MOTOR SKILLS—skills in moving and interacting with task, objects, and environment (A. Fisher, personal communication, July 9, 2001).

- **Posture**—Relates to the stabilizing and aligning of one's body while moving in relation to task objects with which one must deal.

  Stabilizes—Maintains trunk control and balance while interacting with task objects such that there is no evidence of transient (i.e., quickly passing) propping or loss of balance that affects task performance.

  Aligns—Maintains an upright sitting or standing position, without evidence of a need to persistently prop during the task performance.

  Positions—Positions body, arms, or wheelchair in relation to task objects and in a manner that promotes the use of efficient arm movements during task performance.

- **Mobility**—Relates to moving the entire body or a body part in space as necessary when interacting with task objects.

  Walks—Ambulates on level surfaces and changes direction while walking without shuffling the feet, lurching, instability, or using external supports or assistive devices (e.g., cane, walker, wheelchair) during the task performance.

  Reaches—Extends, moves the arm (and when appropriate, the trunk) to effectively grasp or place task objects that are out of reach, including skillfully using a reacher to obtain task objects.

  Bends—Actively flexes, rotates, or twists the trunk in a manner and direction appropriate to the task.

- **Coordination**—Relates to using more than one body part to interact with task objects in a manner that supports task performance.

  Coordinates—Uses two or more body parts together to stabilize and manipulate task objects during bilateral motor tasks.

  Manipulates—Uses dexterous grasp-and-release patterns, isolated finger movements, and coordinated in-hand manipulation patterns when interacting with task objects.

  Flows—Uses smooth and fluid arm and hand movements when interacting with task objects.

- **Strength and effort**—Pertains to skills that require generation of muscle force appropriate for effective interaction with task objects.

  Moves—Pushes, pulls, or drags task objects along a supporting surface.

  Transports—Carries task objects from one place to another while walking, seated in a wheelchair, or using a walker.

  Lifts—Raises or hoists task objects, including lifting an object from one place to another, but without ambulating or moving from one place to another.

  Calibrates—Regulates or grades the force, speed, and extent of movement when interacting with task objects (e.g., not too much or too little).

  Grips—Pinches or grasps task objects with no "grip slips."

- **Energy**—Refers to sustained effort over the course of task performance.

  Endures—Persists and completes the task without obvious evidence of physical fatigue, pausing to rest, or stopping to "catch one's breath."

  Paces—Maintains a consistent and effective rate or tempo of performance throughout the steps of the entire task.

PROCESS SKILLS—"Skills...used in managing and modifying actions en route to the completion of daily life tasks" (Fisher & Kielhofner, 1995, p. 120).

- **Energy**—Refers to sustained effort over the course of task performance.

  Paces—Maintains a consistent and effective rate or tempo of performance throughout the steps of the entire task.

(Continued)

TABLE 2. PERFORMANCE SKILLS

(Continued)

Attends—Maintains focused attention throughout the task such that the client is not distracted away from the task by extraneous auditory or visual stimuli.

- **Knowledge**—Refers to the ability to seek and use task-related knowledge.

  Chooses—Selects appropriate and necessary tools and materials for the task, including choosing the tools and materials that were specified for use prior to the initiation of the task.

  Uses—Uses tools and materials according to their intended purposes and in a reasonable or hygienic fashion, given their intrinsic properties and the availability (or lack of availability) of other objects.

  Handles—Supports, stabilizes, and holds tools and materials in an appropriate manner that protects them from damage, falling, or dropping.

  Heeds—Uses goal-directed task actions that are focused toward the completion of the specified task (i.e., the outcome originally agreed on or specified by another) without behavior that is driven or guided by environmental cues (i.e., "environmentally cued" behavior).

  Inquires—(a) Seeks needed verbal or written information by asking questions or reading directions or labels or (b) asks no unnecessary information questions (e.g., questions related to where materials are located or how a familiar task is performed).

- **Temporal organization**—Pertains to the beginning, logical ordering, continuation, and completion of the steps and action sequences of a task.

  Initiates—Starts or begins the next action or step without hesitation.

  Continues—Performs actions or action sequences of steps without unnecessary interruption such that once an action sequence is initiated, the individual continues on until the step is completed.

  Sequences—Performs steps in an effective or logical order for efficient use of time and energy and with an absence of (a) randomness in the ordering and/or (b) inappropriate repetition ("reordering") of steps.

  Terminates—Brings to completion single actions or single steps without perseveration, inappropriate persistence, or premature cessation.

- **Organizing space and objects**—Pertains to skills for organizing task spaces and task objects.

  Searches/locates—Looks for and locates tools and materials in a logical manner, including looking beyond the immediate environment (e.g., looking in, behind, on top of).

  Gathers—Collects together needed or misplaced tools and materials, including (a) collecting located supplies into the workspace and (b) collecting and replacing materials that have spilled, fallen, or been misplaced.

  Organizes—Logically positions or spatially arranges tools and materials in an orderly fashion (a) within a single workspace and (b) among multiple appropriate workspaces to facilitate ease of task performance.

  Restores—(a) Puts away tools and materials in appropriate places, (b) restores immediate workspace to original condition (e.g., wiping surfaces clean), (c) closes and seals containers and coverings when indicated, and (d) twists or folds any plastic bags to seal.

  Navigates—Modifies the movement pattern of the arm, body, or wheelchair to maneuver around obstacles that are encountered in the course of moving through space such that undesirable contact with obstacles (e.g., knocking over, bumping into) is avoided (includes maneuvering objects held in the hand around obstacles).

- **Adaptation**—Relates to the ability to anticipate, correct for, and benefit by learning from the consequences of errors that arise in the course of task performance.

  Notices/responds—Responds appropriately to (a) nonverbal environmental/perceptual cues (i.e., movement, sound, smell, heat, moisture, texture, shape, consistency) that provide feedback with respect to task progression and (b) the spatial arrangement of objects to one another (e.g., aligning objects during stacking). Notices and, when indicated, makes an effective and efficient response.

  Accommodates—Modifies his or her actions or the location of objects within the workspace in anticipation of or in response to problems that might arise. The client anticipates or responds to problems effectively by (a) changing the method with which he or she is performing an action sequence, (b) changing the manner in which he or she interacts with or handles tools and materials already in the workspace, and (c) asking for assistance when appropriate or needed.

  Adjusts—Changes working environments in anticipation of or in response to problems that might arise. The client anticipates or responds to problems effectively by making some change (a) between working environments by moving to a new workspace or bringing in or removing tools and materials from the present workspace or (b) in an environmental condition (e.g., turning on or off the tap, turning up or down the temperature).

  Benefits—Anticipates and prevents undesirable circumstances or problems from recurring or persisting.

■ **COMMUNICATION/INTERACTION SKILLS**—Refer to conveying intentions and needs and coordinating social behavior to act together with people (Forsyth & Kielhofner, 1999; Forsyth, Salamy, Simon, & Kielhofner, 1997; Kielhofner, 2002).

- **Physicality**—Pertains to using the physical body when communicating within an occupation.

  Contacts—Makes physical contact with others.

  Gazes—Uses eyes to communicate and interact with others.

  Gestures—Uses movements of the body to indicate, demonstrate, or add emphasis.

  Maneuvers—Moves one's body in relation to others.

  Orients—Directs one's body in relation to others and/or occupational forms.

  Postures—Assumes physical positions.

- **Information exchange**—Refers to giving and receiving information within an occupation.

  Articulates—Produces clear, understandable speech.

  Asserts—Directly expresses desires, refusals, and requests.

  Asks—Requests factual or personal information.

  Engages—Initiates interactions.

  Expresses—Displays affect/attitude.

  Modulates—Uses volume and inflection in speech.

  Shares—Gives out factual or personal information.

  Speaks—Makes oneself understood through use of words, phrases, and sentences.

  Sustains—Keeps up speech for appropriate duration.

- **Relations**—Relates to maintaining appropriate relationships within an occupation.

  Collaborates—Coordinates action with others toward a common end goal.

  Conforms—Follows implicit and explicit social norms.

  Focuses—Directs conversation and behavior to ongoing social action.

  Relates—Assumes a manner of acting that tries to establish a rapport with others.

  Respects—Accommodates to other people's reactions and requests.

Note. The Motor and Process Skills sections of this table were compiled from the following sources: Fisher (2001), Fisher and Kielhofner (1995)—updated by Fisher (2001). The Communication/Interaction Skills section of this table was compiled from the following sources: Forsyth and Kielhofner (1999), Forsyth, Salamy, Simon, and Kielhofner (1997), and Kielhofner (2002).

TABLE 3. PERFORMANCE PATTERNS

Patterns of behavior related to daily life activities that are habitual or routine.

HABITS—"Automatic behavior that is integrated into more complex patterns that enable people to function on a day-to-day basis" (Neistadt & Crepeau, 1998, p. 869). Habits can either support or interfere with performance in areas of occupation.

Type of Habit	*Examples*
• **Useful habits**	
Habits that support performance in daily life and contribute to life satisfaction.	– Always put car keys in the same place so they can be found easily.
Habits that support ability to follow rhythms of daily life.	– Brush teeth every morning to maintain good oral hygiene.
• **Impoverished habits**	
Habits that are not established.	– Inconsistently remembering to look both ways before crossing the street.
Habits that need practice to improve.	– Inability to complete all steps of a self-care routine.
• **Dominating habits**	
Habits that are so demanding they interfere with daily life.	– Repetitive self-stimulation such as type occurring in autism. – Use of chemical substances, resulting in addiction.
Habits that satisfy a compulsive need for order.	– Neatly arranging forks on top of each other in silverware drawer.

ROUTINES—"Occupations with established sequences" (Christiansen & Baum, 1997, p. 6).

ROLES—"A set of behaviors that have some socially agreed upon function and for which there is an accepted code of norms" (Christiansen & Baum, 1997, p. 603).

Note. Information for Habits section of this table adapted from Dunn (2000, Fall).

TABLE 4. CONTEXT OR CONTEXTS

Context (including cultural, physical, social, personal, spiritual, temporal, and virtual) refers to a variety of interrelated conditions within and surrounding the client that influence performance.

Context	*Definition*	*Example*
Cultural	Customs, beliefs, activity patterns, behavior standards, and expectations accepted by the society of which the individual is a member. Includes political aspects, such as laws that affect access to resources and affirm personal rights. Also includes opportunities for education, employment, and economic support.	• Ethnicity, family, attitude, beliefs, values
Physical	Nonhuman aspects of contexts. Includes the accessibility to and performance within environments having natural terrain, plants, animals, buildings, furniture, objects, tools, or devices.	• Objects, built environment, natural environment, geographic terrain, sensory qualities of environment
Social	Availability and expectations of significant individuals, such as spouse, friends, and caregivers. Also includes larger social groups that are influential in establishing norms, role expectations, and social routines.	• Relationships with individuals, groups, or organizations; relationships with systems (political, economic, institutional)
Personal	"[F]eatures of the individual that are not part of a health condition or health status" (WHO, 2001, p. 17). Personal context includes age, gender, socioeconomic status, and educational status.	• Twenty-five-year-old unemployed man with a high school diploma
Spiritual	The fundamental orientation of a person's life; that which inspires and motivates that individual.	• Essence of the person, greater or higher purpose, meaning, substance
Temporal	"Location of occupational performance in time" (Neistadt & Crepeau, 1998, p. 292).	• Stages of life, time of day, time of year, duration
Virtual	Environment in which communication occurs by means of airways or computers and an absence of physical contact.	• Realistic simulation of an environment, chat rooms, radio transmissions

Note. Some of the definitions for areas of context or contexts are from the rescinded *Uniform Terminology for Occupational Therapy—Third Edition* (AOTA, 1994).

TABLE 5. ACTIVITY DEMANDS

The aspects of an activity, which include the objects, space, social demands, sequencing or timing, required actions, and required underlying body functions and body structure needed to carry out the activity.

Activity Demand Aspects	*Definition*	*Examples*
Objects and their properties	The tools, materials, and equipment used in the process of carrying out the activity	• Tools (scissors, dishes, shoes, volleyball) • Materials (paints, milk, lipstick) • Equipment (workbench, stove, basketball hoop) • Inherent properties (heavy, rough, sharp, colorful, loud, bitter tasting)
Space demands (relates to physical context)	The physical environmental requirements of the activity (e.g., size, arrangement, surface, lighting, temperature, noise, humidity, ventilation)	• Large open space outdoors required for a baseball game
Social demands (relates to social and cultural contexts)	The social structure and demands that may be required by the activity	• Rules of game • Expectations of other participants in activity (e.g., sharing of supplies)
Sequence and timing	The process used to carry out the activity (specific steps, sequence, timing requirements)	• Steps—to make tea: gather cup and tea bag, heat water, pour water into cup, etc. • Sequence—heat water before placing tea bag in water • Timing—leave tea bag to steep for 2 minutes
Required actions	The usual skills that would be required by any performer to carry out the activity. Motor, process, and communication interaction skills should each be considered. The performance skills demanded by an activity will be correlated with the demands of the other activity aspects (i.e., objects, space)	• Gripping handlebar • Choosing a dress from closet • Answering a question
Required body functions	"The physiological functions of body systems (including psychological functions)" (WHO, 2001, p. 10) that are required to support the actions used to perform the activity.	• Mobility of joints • Level of consciousness
Required body structures	"Anatomical parts of the body such as organs, limbs, and their components [that support body function]" (WHO, 2001, p. 10) that are required to perform the activity.	• Number of hands • Number of eyes

TABLE 6. CLIENT FACTORS

Those factors that reside within the client and that may affect performance in areas of occupation. Client factors include body functions and body structures. Knowledge about body functions and structures is considered when determining which functions and structures are needed to carry out an occupation/activity and how the body functions and structures may be changed as a result of engaging in an occupation/activity. Body functions are "the physiological functions of body systems (including psychological functions)" (WHO, 2001, p. 10). Body structures are "anatomical parts of the body such as organs, limbs and their components [that support body function]" (WHO, 2001, p. 10).

Client Factor	*Selected Classifications From ICF and Occupational Therapy Examples*
BODY FUNCTION CATEGORIES[a]	
Mental functions (affective, cognitive, perceptual)	
• Global mental functions	*Consciousness functions*—level of arousal, level of consciousness. *Orientation functions*—to person, place, time, self, and others. *Sleep*—amount and quality of sleep. *Note:* Sleep and sleep patterns are assessed in relation to how they affect ability to effectively engage in occupations and in daily life activities. *Temperament and personality functions*—conscientiousness, emotional stability, openness to experience. *Note:* These functions are assessed relative to their influence on the ability to engage in occupations and in daily life activities. *Energy and drive functions*—motivation, impulse control, interests, values.
• Specific mental functions	*Attention functions*—sustained attention, divided attention. *Memory functions*—retrospective memory, prospective memory. *Perceptual functions*—visuospatial perception, interpretation of sensory stimuli (tactile, visual, auditory, olfactory, gustatory). *Thought functions*—recognition, categorization, generalization, awareness of reality, logical/coherent thought, appropriate thought content.

(Continued)

TABLE 6. CLIENT FACTORS

(Continued)

Client Factor	*Selected Classifications From ICF and Occupational Therapy Examples*
	Higher-level cognitive functions—judgment, concept formation, time management, problem solving, decision-making.
	Mental functions of language—able to receive language and express self through spoken and written or sign language. Note: This function is assessed relative to its influence on the ability to engage in occupations and in daily life activities.
	Calculation functions—able to add or subtract. *Note:* These functions are assessed relative to their influence on the ability to engage in occupations and in daily life activities (e.g., making change when shopping).
	Mental functions of sequencing complex movement—motor planning.
	Psychomotor functions—appropriate range and regulation of motor response to psychological events.
	Emotional functions—appropriate range and regulation of emotions, self-control.
	Experience of self and time functions—body image, self-concept, self-esteem.
Sensory functions and pain	
• Seeing and related functions	*Seeing functions*—visual acuity, visual field functions.
• Hearing and vestibular functions	*Hearing function*—response to sound. *Note:* This function is assessed in terms of its presence or absence and its affect on engaging in occupations and in daily life activities.
	Vestibular function—balance.
• Additional sensory functions	*Taste function*—ability to discriminate tastes.
	Smell function—ability to discriminate smell.
	Proprioceptive function—kinesthesia, joint position sense.
	Touch functions—sensitivity to touch, ability to discriminate.
	Sensory functions related to temperature and other stimuli—sensitivity to temperature, sensitivity to pressure, ability to discriminate temperature and pressure.
• Pain	*Sensations of pain*—dull pain, stabbing pain.
Neuromusculoskeletal and movement-related functions	
• Functions of joints and bones	*Mobility of joint functions*—passive range of motion.
	Stability of joint functions—postural alignment. *Note:* This refers to physiological stability of the joint related to its structural integrity as compared to the motor skill of aligning the body while moving in relation to task objects.
	Mobility of bone functions—frozen scapula, movement of carpal bones.
• Muscle functions	*Muscle power functions*—strength.
	Muscle tone functions—degree of muscle tone (e.g., flaccidity, spasticity).
	Muscle endurance functions—endurance.
• Movement functions	*Motor reflex functions*—stretch reflex, asymmetrical tonic neck reflex.
	Involuntary movement reaction functions—righting reactions, supporting reactions.
	Control of voluntary movement functions—eye–hand coordination, bilateral integration, eye–foot coordination.
	Involuntary movement functions—tremors, tics, motor perseveration.
	Gait pattern functions—walking patterns and impairments, such as asymmetric gait, stiff gait. (*Note:* Gait patterns are assessed in relation to how they affect ability to engage in occupations and in daily life activities.)
Cardiovascular, hematological, immunological, and respiratory system function	
• Cardiovascular system function	*Blood pressure functions*—hypertension, hypotension, postural hypotension.
• Hematological and immunological system function	Occupational therapists and occupational therapy assistants have knowledge of these body functions and understand broadly the interaction that occurs between these functions and engagement in occupation to support participation. Some therapists may specialize in evaluating and intervening with a specific function as it is related to supporting performance and engagement in occupations and activities targeted for intervention.

(Continued)

TABLE 6. CLIENT FACTORS

(Continued)

Client Factor	*Selected Classifications From ICF and Occupational Therapy Examples*
• Respiratory system function	*Respiration functions*—rate, rhythm, and depth.
• Additional functions and sensations of the cardiovascular and respiratory systems	*Exercise tolerance functions*—physical endurance, aerobic capacity, stamina, and fatigability.
Voice and speech functions	Occupational therapists and occupational therapy assistants have knowledge of these body functions and understand broadly the interaction that occurs between these functions and engagement in occupation to support participation. Some therapists may specialize in evaluating and intervening with a specific function as it is related to supporting performance and engagement in occupations and activities targeted for intervention.
Digestive, metabolic, and endocrine system function	
• Digestive system function	
• Metabolic system and endocrine system function	
Genitourinary and reproductive functions	
• Urinary functions	
• Genital and reproductive functions	
Skin and related structure functions	
• Skin functions	*Protective functions of the skin*—presence or absence of wounds, cuts, or abrasions. *Repair function of the skin*—wound healing.
• Hair and nail functions	Occupational therapists and occupational therapy assistants have knowledge of these body functions and understand broadly the interaction that occurs between these functions and engagement in occupation to support participation. Some therapists may specialize in evaluating and intervening with a specific function as it is related to supporting performance and engagement in occupations and activities targeted for intervention.

Client Factor	*Classifications (Classifications are not delineated in the Body Structure section of this table)*
BODY STRUCTURE CATEGORIES[b]	
Structure of the nervous system	Occupational therapists and occupational therapy assistants have knowledge of these body structures and understand broadly the interaction that occurs between these structures and engagement in occupation to support participation. Some therapists may specialize in evaluating and intervening with a specific structure as it is related to supporting performance and engagement in occupations and activities targeted for intervention.
The eye, ear, and related structures	
Structures involved in voice and speech	
Structures of the cardiovascular, immunological, and respiratory systems	
Structures related to the digestive, metabolic, and endocrine systems	
Structure related to the genitourinary and reproductive systems	
Structures related to movement	
Skin and related structures	

Note. The reader is strongly encouraged to use *International Classification of Functioning, Disability and Health* (ICF) in collaboration with this table to provide for in-depth information with respect to classification in terms (inclusion and exclusion).

[a]Categories and classifications are adapted from the ICF (WHO, 2001). [b]Categories are from the ICF (WHO, 2001).

TABLE 7. OCCUPATIONAL THERAPY INTERVENTION APPROACHES

Specific strategies selected to direct the process of intervention that are based on the client's desired outcome, evaluation data, and evidence.

Approach	*Focus of Intervention*	*Examples*
Create, promote (health promotion)[a]—an intervention approach that does not assume a disability is present or that any factors would interfere with performance. This approach is designed to provide enriched contextual and activity experiences that will enhance performance for all persons in the natural contexts of life (adapted from Dunn, McClain, Brown, & Youngstrom, 1998, p. 534).	**Performance skills**	• Create a parenting class for first- time parents to teach child development information (performance skill).
	Performance patterns	• Promote handling stress by creating time-use routines with healthy clients (performance pattern).
	Context or contexts	• Create a variety of equipment available at public playgrounds to promote a diversity of sensory play experiences (context).
	Activity demands	• Promote the establishment of sufficient space to allow senior residents to participate in congregate cooking (activity demand).
	Client factors (body functions, body structures)	• Promote increased endurance in school children by having them ride bicycles to school (client factor: body function).
Establish, restore (remediation, restoration)[a]—an intervention approach designed to change client variables to establish a skill or ability that has not yet developed or to restore a skill or ability that has been impaired (adapted from Dunn et al., 1998, p. 533).	**Performance skills**	• Improve coping needed for changing workplace demands by improving assertiveness skills (performance skill).
	Performance patterns	• Establish morning routines needed to arrive at school or work on time (performance pattern).
	Client factors (body functions, body structures)	• Restore mobility needed for play activities (client factor: body function).
Maintain—an intervention approach designed to provide the supports that will allow clients to preserve their performance capabilities that they have regained, that continue to meet their occupational needs, or both. The assumption is that without continued maintenance intervention, performance would decrease, occupational needs would not be met, or both, thereby affecting health and quality of life.	**Performance skills**	• Maintain the ability to organize tools by providing a tool outline painted on a pegboard (performance skill).
	Performance patterns	• Maintain appropriate medication schedule by providing a timer (performance pattern).
	Context or contexts	• Maintain safe and independent access for persons with low vision by providing increased hallway lighting (context).
	Activity demands	• Maintain independent gardening for persons with arthritic hands by providing tools with modified grips (activity demand).
	Client factors (body functions, body structures)	• Maintain proper digestive system functions by developing a dining program (client factor: body function). • Maintain upper-extremity muscles necessary for independent wheelchair mobility by developing an after-school–based exercise program (client factor: body structure).
Modify (compensation, adaptation)[a]—an intervention approach directed at "finding ways to revise the current context or activity demands to support performance in the natural setting…[includes] compensatory techniques, including enhancing some features to provide cues, or reducing other features to reduce distractibility" (Dunn et al., 1998, p. 533).	**Context or contexts**	• Modify holiday celebration activities to exclude alcohol to support sobriety (context).
	Activity demands	• Modify office equipment (e.g. chair, computer station) to support individual employee body function and performance skill abilities (activity demand).
	Performance patterns	• Modify daily routines to provide consistency and predictability to support individual's cognitive ability (performance pattern).
Prevent (disability prevention)[a]—an intervention approach designed to address clients with or without a disability who are at risk for occupational performance problems. This approach is designed to prevent the occurrence or evolution of barriers to performance in context. Interventions may be directed at client, context, or activity variables (adapted from Dunn et al., 1998, p. 534).	**Performance skills**	• Prevent poor posture when sitting for prolonged periods by providing a chair with proper back support (performance skill).
	Performance patterns	• Prevent the use of chemical substances by introducing self-initiated strategies to assist in remaining drug free (performance pattern).
	Context or contexts	• Prevent social isolation by suggesting participation in after-work group activities (context).
	Activity demands	• Prevent back injury by providing instruction in proper lifting techniques (activity demand).
	Client factors (body functions, body structures)	• Prevent increased blood pressure during homemaking activities by learning to monitor blood pressure in a cardiac exercise program (client factor: body function). • Prevent repetitive stress injury by suggesting that a wrist support splint be worn when typing (client factor: body structure).

[a]Parallel language used in Moyers (1999, p. 274).

TABLE 8. TYPES OF OCCUPATIONAL THERAPY INTERVENTIONS

THERAPEUTIC USE OF SELF—A practitioner's planned use of his or her personality, insights, perceptions, and judgments as part of the therapeutic process (adapted from Punwar & Peloquin, 2000, p. 285).

THERAPEUTIC USE OF OCCUPATIONS AND ACTIVITIES[a]—Occupations and activities selected for specific clients that meet therapeutic goals. To use occupations/activities therapeutically, context or contexts, activity demands, and client factors all should be considered in relation to the client's therapeutic goals.

Occupation-based activity — *Purpose:* Allows clients to engage in actual occupations that are part of their own context and that match their goals.
Examples:
- Play on playground equipment during recess.
- Purchase own groceries and prepare a meal.
- Adapt the assembly line to achieve greater safety.
- Put on clothes without assistance.

Purposeful activity — *Purpose:* Allows the client to engage in goal-directed behaviors or activities within a therapeutically designed context that lead to an occupation or occupations.
Examples:
- Practice vegetable slicing.
- Practice drawing a straight line.
- Practice safe ways to get in and out of a bathtub equipped with grab bars.
- Role play to learn ways to manage anger.

Preparatory methods — *Purpose:* Prepares the client for occupational performance. Used in preparation for purposeful and occupation-based activities.
Examples:
- Sensory input to promote optimum response
- Physical agent modalities
- Orthotics/splinting (design, fabrication, application)
- Exercise

CONSULTATION PROCESS—A type of intervention in which practitioners use their knowledge and expertise to collaborate with the client. The collaborative process involves identifying the problem, creating possible solutions, trying solutions, and altering them as necessary for greater effectiveness. When providing consultation, the practitioner is not directly responsible for the outcome of the intervention (Dunn, 2000, p. 113).

EDUCATION PROCESS—An intervention process that involves the imparting of knowledge and information about occupation and activity and that does not result in the actual performance of the occupation/activity.

[a]Information adapted from Pedretti and Early (2001).

TABLE 9. TYPES OF OUTCOMES

The examples listed specify how the broad outcome of engagement in occupation may be operationalized. The examples are not intended to be all-inclusive.

Outcome	*Description*
Occupational performance	The ability to carry out activities of daily life (areas of occupation). Occupational performance can be addressed in two different ways: • Improvement—used when a performance deficit is present, often as a result of an injury or disease process. This approach results in increased independence and function in ADL, IADL, education, work, play, leisure, or social participation. • Enhancement—used when a performance deficit is not currently present. This approach results in the development of performance skills and performance patterns that augment performance or prevent potential problems from developing in daily life occupations.
Client satisfaction	The client's affective response to his or her perceptions of the process and benefits of receiving occupational therapy services (adapted from Maciejewski, Kawiecki, & Rockwood, 1997).
Role competence	The ability to effectively meet the demand of roles in which the client engages.
Adaptation	"A change a person makes in his or her response approach when that person encounters an occupational challenge. This change is implemented when the individual's customary response approaches are found inadequate for producing some degree of mastery over the challenge" (Schultz & Schkade, 1997, p. 474).
Health and wellness	*Health*—"A complete state of physical, mental, and social well-being and not just the absence of disease or infirmity"(WHO, 1947, p. 29). *Wellness*—The condition of being in good health, including the appreciation and the enjoyment of health. Wellness is more than a lack of disease symptoms; it is a state of mental and physical balance and fitness (adapted from *Taber's Cyclopedic Medical Dictionary*, 1997, p. 2110).
Prevention	Promoting a healthy lifestyle at the individual, group, organizational, community (societal), and governmental or policy level (adapted from Brownson & Scaffa, 2001).
Quality of life	A person's dynamic appraisal of his or her life satisfactions (perceptions of progress toward one's goals), self-concept (the composite of beliefs and feelings about oneself), health and functioning (including health status, self-care capabilities, role competence), and socioeconomic factors (e.g., vocation, education, income) (adapted from Radomski, 1995; Zhan, 1992).

Note. ADL = activities of daily living; IADL = instrumental activities of daily living.

TABLE 10. OCCUPATIONAL THERAPY PRACTICE FRAMEWORK PROCESS SUMMARY

Evaluation		*Intervention*			*Outcomes*
Occupational Profile ⟷	*Analysis of Occupational Performance*	*Intervention Plan*	*Intervention Implementation*	*Intervention Review*	*Engagement in Occupation to Support Participation*
• Who is the client? • Why is the client seeking services? • What occupations and activities are successful or are causing problems? • What contexts support or inhibit desired outcomes? • What is the client's occupational history? • What are the client's priorities and targeted outcomes?	• Synthesize information from the occupational profile. • Observe client's performance in desired occupation/activity. • Note the effectiveness of performance skills and patterns and select assessments to identify factors (context or contexts, activity demands, client factors) that may be influencing performance skills and patterns. • Interpret assessment data to identify facilitators and barriers to performance. • Develop and refine hypotheses about client's occupational performance strengths and weaknesses. • Collaborate with client to create goals that address targeted outcomes. • Delineate areas for intervention based on best practice and evidence.	• Develop plan that includes – objective and measurable goals with timeframe, – occupational therapy intervention approach based on theory and evidence, and – mechanisms for service delivery. • Consider discharge needs and plan. • Select outcome measures. • Make recommendation or referral to others as needed.	• Determine types of occupational therapy interventions to be used and carry them out. • Monitor client's response according to ongoing assessment and reassessment.	• Reevaluate plan relative to achieving targeted outcomes. • Modify plan as needed. • Determine need for continuation, discontinuation, or referral.	• Focus on outcomes as they relate to engagement in occupation to support participation. • Select outcome measures. • Measure and use outcomes.
		← Continue to renegotiate intervention plans and targeted outcomes. →			
← Ongoing interaction among evaluation, intervention, and outcomes occurs throughout the process. →					

A

Activities of daily living or ADL (an area of occupation)

Activities that are oriented toward taking care of one's own body (adapted from Rogers & Holm, 1994, pp. 181–202). (See Appendix, Table 1, for definitions of terms.) **ADL** is also referred to as basic activities of daily living (BADL) and personal activities of daily living (PADL).

- Bathing, showering
- Bowel and bladder management
- Dressing
- Eating
- Feeding
- Functional mobility
- Personal device care
- Personal hygiene and grooming
- Sexual activity
- Sleep/rest
- Toilet hygiene

Activity (activities)

A term that describes a class of human actions that are goal directed.

Activity demands

The aspects of an activity, which include the objects, space, social demands, sequencing or timing, required actions, and required underlying body functions and body structures needed to carry out the activity. (See Appendix, Table 5, for definitions of these aspects.)

Adaptation (as used as an outcome; see Appendix, Table 9)

"A change a person makes in his or her response approach when that person encounters an occupational challenge. This change is implemented when the individual's customary response approaches are found inadequate for producing some degree of mastery over the challenge" (Schultz & Schkade, 1997, p. 474).

Adaptation (as used as a performance skill; see Appendix, Table 2)

Relates to the ability to anticipate, correct for, and benefit by learning from the consequences of errors that arise in the course of task performance (Fisher, 2001; Fisher & Kielhofner, 1995—updated by Fisher [2001].

Areas of occupations

Various kinds of life activities in which people engage, including the following categories: ADL, IADL, education, work, play, leisure, and social participation. (See Appendix, Table 1, for definitions of terms.)

Assessment

"Shall be used to refer to specific tools or instruments that are used during the evaluation process" (AOTA, 1995, pp. 1072–1073).

B

Body functions (a client factor, including physical, cognitive, psychosocial aspects)

"The physiological functions of body systems (including psychological functions)" (WHO, 2001, p. 10). (See Appendix, Table 6, for categories.)

Body structures (a client factor)

"Anatomical parts of the body such as organs, limbs and their components [that support body function]" (WHO, 2001, p. 10). (See Appendix, Table 6, for categories.)

C

Client

(a) Individuals (including others involved in the individual's life who may also help or be served indirectly such as caregiver, teacher, parent, employer, spouse), (b) groups, or (c) populations (i.e., organizations, communities).

Client-centered approach

An orientation that honors the desires and priorities of clients in designing and implementing interventions (adapted from Dunn, 2000, p. 4).

Client factors

Those factors that reside within the client and that may affect performance in areas of occupation. Client factors include body functions and body structures. (See Appendix, Table 6, for categories.)

Client satisfaction

The client's affective response to his or her perceptions of the process and benefits of receiving occupational therapy services (adapted from Maciejewski, Kawiecki, & Rockwood, 1997, pp. 67–89).

Communication/interaction skills (a performance skill)

Refer to conveying intentions and needs as well as coordinating social behavior to act together with people (Forsyth & Kielhofner, 1999; Forsyth, Salamy, Simon, & Kielhofner, 1997; Kielhofner, 2002). (See Appendix, Table 2, for skills.)

Context or contexts

Refers to a variety of interrelated conditions within and surrounding the client that influence performance. Contexts include cultural, physical, social, personal, spiritual, temporal, and virtual. (See Appendix, Table 4, for definitions of terms.)

Cultural (a context)

"Customs, beliefs, activity patterns, behavior standards, and expectations accepted by the society of which the individual is a member. Includes political aspects, such as laws that affect access to resources and affirm personal rights. Also includes opportunities for education, employment, and economic support" (AOTA, 1994, p. 1054).

D

Dynamic assessment

Describes a process used during intervention implementation for testing the hypotheses generated through the evaluation process. Allows for evaluation of change and intervention effectiveness during intervention. Assesses the interactions among the person, environment, and activity to understand how the client learns and approaches activities. May lead to adjustments in intervention plan (adapted from Primeau & Ferguson, 1999, p. 503).

E

Education (an area of occupation)

Includes activities needed for being a student and participating in a learning environment. (See Appendix, Table 1, for definitions of terms.)

- Formal educational participation
- Informal personal educational needs or interests exploration (beyond formal education)
- Informal personal education participation

Engagement in occupation

This term recognizes the commitment made to performance in occupations or activities as the result of self-choice, motivation, and meaning and alludes to the objective and subjective aspects of being involved in and carrying out occupations and activities that are meaningful and purposeful to the person.

Evaluation

"Shall be used to refer to the process of obtaining and interpreting data necessary for intervention. This includes planning for and documenting the evaluation process and results" (AOTA, 1995, p. 1072).

G

Goals

"The result or achievement toward which effort is directed; aim; end" (*Random House Webster's College Dictionary,* 1995).

H

Habits (a performance pattern)

"Automatic behavior that is integrated into more complex patterns that enable people to function on a day-to-day basis..." (Neistadt & Crepeau, 1998, p. 869). Habits can either support or interfere with performance in areas of occupation. (See Appendix, Table 3, for descriptions of types of habits.)

Health

"A complete state of physical, mental, and social well-being and not just the absence of disease or infirmity" (WHO, 1947, p. 29).

Health status

A condition in which one successfully and satisfactorily performs occupations (adapted from McColl, Law, & Stewart, 1993, p. 5).

I

Identity

"A composite definition of the self and includes an interpersonal aspect (e.g., our roles and relationships, such as mother, wives, occupational therapists), an aspect of possibility or potential (who we *might* become), and a values aspect (that suggests importance and provides a stable basis for choices and decisions).... Identity can be viewed as the superordinate view of ourselves that includes both self-esteem and self-concept, but also importantly reflects and is influenced by the larger social world in which we find ourselves" (Christiansen, 1999, pp. 548–549).

Independence

"Having adequate resources to accomplish everyday tasks" (Christiansen & Baum, 1997, p. 597). "The profession views independence as the ability to self-determine activity performance, regardless of who actually performs the activity" (AOTA, 1994, p. 1051).

Instrumental activities of daily living or IADL (an area of occupation)

Activities that are oriented toward interacting with the environment and that are often complex. IADL are generally optional in nature, that is, may be delegated to another (adapted from Rogers & Holm, 1994, pp. 181–202). (See Appendix, Table 1, for definitions of terms.)

- Care of others (including selecting and supervising caregivers)
- Care of pets
- Child rearing
- Communication device use
- Community mobility
- Financial management
- Health management and maintenance
- Home establishment and management
- Meal preparation and cleanup
- Safety procedures and emergency responses
- Shopping

Interests

"Disposition to find pleasure and satisfaction in occupations and the self-knowledge of our enjoyment of occupations" (Kielhofner, Borell, Burke, Helfrick, & Nygard, 1995, p. 47).

Intervention approaches

Specific strategies selected to direct the process of interventions that are based on the client's desired outcome, evaluation date, and evidence. (See Appendix, Table 7, for definitions of various occupational therapy intervention approaches.) The terms in parentheses indicate parallel language used in Moyers (1999, p. 274).

- Create/promote (health promotion)
- Establish/restore (remediation/restoration)
- Maintain
- Modify (compensation/adaptation)
- Prevent (disability prevention)

Intervention implementation

The skilled process of effecting change in the client's occupational performance leading to engagement in occupations or activities to support participation.

Intervention plan

An outline of selected approaches and types of interventions, which is based on the results of the evaluation process, developed to reach the client's identified targeted outcomes.

Intervention review

A continuous process for reevaluating and reviewing the intervention plan, the effectiveness of implementation, and the progress toward targeted outcomes.

Interventions

(See Appendix, Table 8, for definitions of the types of occupational therapy interventions.)

- Therapeutic use of self
- Therapeutic use of occupations/activities
- Consultation process
- Education process

L

Leisure (an area of occupation)

"A nonobligatory activity that is intrinsically motivated and engaged in during discretionary time, that is, time not committed to obligatory occupations such as work, self-care, or sleep" (Parham & Fazio, 1997, p. 250). (See Appendix, Table 1, for definitions of terms.)

- Leisure exploration
- Leisure participation

M

Motor skills (a performance skill)

Skills in moving and interacting with task, objects, and environment (A. Fisher, personal communication, July 9, 2001).

O

Occupation

"Activities...of everyday life, named, organized, and given value and meaning by individuals and a culture. Occupation is everything people do to occupy themselves, including looking after themselves...enjoying life...and contributing to the social and economic fabric of their communities...." (Law, Polatajko, Baptiste, & Townsend, 1997, p. 34).

Occupational performance

The ability to carry out activities of daily life. Includes activities in the areas of occupation: ADL (also called BADL and PADL), IADL, education, work, play, leisure, and social participation. Occupational performance is the accomplishment of the selected activity or occupation resulting from the dynamic transaction among the client, the context, and the activity. Improving or enabling skills and patterns in occupational performance leads to engagement in occupations or activities. (Adapted in part from Law et al., 1996, p. 16.)

Occupational profile

A profile that describes the client's occupational history, patterns of daily living, interests, values, and needs.

Outcomes

Important dimensions of health attributed to interventions, including ability to function, health perceptions, and satisfaction with care (adapted from Request for Planning Ideas, 2001).

P

Participation

"Involvement in a life situation" (WHO, 2001, p. 10).

Performance patterns

Patterns of behavior related to daily life activities that are habitual or routine. Performance patterns include habits and routines. (See Appendix, Table 3, for descriptions of terms.)

Performance skills

Features of what one does, not of what one has, related to observable elements of action that have implicit functional purposes (adapted from Fisher & Kielhofner, 1995, p. 113). Performance skills include motor skills, process skills, and communication/interaction skills. (See Appendix, Table 2, for definitions of skills.)

Personal (a context)

"Features of the individual that are not part of a health condition or health status" (WHO, 2001, p. 17). Personal context includes age, gender, socioeconomic status, and educational status.

Physical (a context)

"Nonhuman aspects of contexts. Includes the accessibility to and performance within environments having natural terrain, plants, animals, buildings, furniture, objects, tools, or devices" (AOTA, 1994, p. 1054).

Play (an area of occupation)

"Any spontaneous or organized activity that provides enjoyment, entertainment, amusement, or diversion" (Parham & Fazio, 1997, p. 252). (See Appendix, Table 1, for definitions of terms.)

- Play exploration
- Play participation

Prevention

Promoting a healthy lifestyle at the individual, group, organizational, community (societal), governmental/policy level (adapted from Brownson & Scaffa, 2001).

Process skills (a performance skill)

"Skills ... used in managing and modifying actions en route to the completion of daily life tasks" (Fisher & Kielhofner, 1995, p. 120).

Purposeful activity

"An activity used in treatment that is goal directed and that the ...[client] sees as meaningful or purposeful" (Low, 2002).

Q

Quality of life

A person's dynamic appraisal of his or her life satisfactions (perceptions of progress toward one's goals), self-concept (the composite of beliefs and feelings about oneself), health and functioning (including health status, self-care capabilities, and role competence), and socioeconomic factors (e.g., vocation, education, income) (adapted from Radomski, 1995; Zhan, 1992).

R

Reevaluation

A reassessment of the client's performance and goals to determine the type and amount of change.

Role competence

The ability to effectively meet the demand of roles in which the client engages.

Role(s)

"A set of behaviors that have some socially agreed upon function and for which there is an accepted code of norms" (Christiansen & Baum, 1997, p. 603).

Routines (a performance pattern)

"Occupations with established sequences" (Christiansen & Baum, 1997, p. 16).

S

Self-efficacy

"People's beliefs in their capabilities to organize and execute the courses of action required to deal with prospective situations" (Bandura, 1995, as cited in Rowe & Kahn, 1997, p. 437).

Social (a context)

"Availability and expectations of significant individuals, such as spouse, friends, and caregivers. Also includes larger social groups which are influential in establishing norms, role expectations, and social routines" (AOTA, 1994, p. 1054).

Social participation (an area of occupation)

"Organized patterns of behavior that are characteristic and expected of an individual in a given position within a social system" (Mosey, 1996, p. 340). (See Appendix, Table 1, for definitions of terms.)

- Community
- Family
- Peer, friend

Spiritual (a context)

The fundamental orientation of a person's life; that which inspires and motivates that individual.

T

Temporal (a context)

"Location of occupational performance in time" (Neistadt & Crepeau, 1998, p. 292).

V

Values

"A coherent set of convictions that assigns significance or standards to occupations, creating a strong disposition to perform accordingly" (Kielhofner, Borell, Burke, Helfrick, & Nygard, 1995, p. 46).

Virtual (a context)

Environment in which communication occurs by means of airways or computers and an absence of physical contact.

W

Wellness

The condition of being in good health, including the appreciation and the enjoyment of health. Wellness is more than a lack of disease symptoms; it is a state of mental and physical balance and fitness (*Taber's Cyclopedic Medical Dictionary*, 1997).

Work (an area of occupation)

Includes activities needed for engaging in remunerative employment or volunteer activities (Mosey, 1996, p. 341). (See Appendix, Table 1, for definitions of terms.)

- Employment interests and pursuits
- Employment seeking and acquisition
- Job performance
- Retirement preparation and adjustment
- Volunteer exploration
- Volunteer participation

References

American Occupational Therapy Association. (1994). Uniform terminology for occupational therapy—Third edition. *American Journal of Occupational Therapy, 48,* 1047–1054.

American Occupational Therapy Association. (1995). Clarification of the use of terms assessment and evaluation. *American Journal of Occupational Therapy, 49,* 1072–1073.

American Occupational Therapy Association. (2000). Specialized knowledge and skills for eating and feeding in occupational therapy practice. *American Journal of Occupational Therapy, 54,* 629–640.

Bergen, D. (Ed.). (1988). Play as a medium for learning and development: A handbook of theory and practice. Portsmouth, NH: Heinemann Educational Books.

Brownson, C. A., & Scaffa, M. E. (2001). Occupational therapy in the promotion of health and the prevention of disease and disability. *American Journal of Occupational Therapy, 55,* 656–660.

Christiansen, C. H. (1999). Defining lives: Occupation as identity—An essay on competence, coherence, and the creation of meaning, 1999 Eleanor Clarke Slagle lecture. *American Journal of Occupational Therapy, 53,* 547–558.

Christiansen, C. H., & Baum, C. M. (Eds.). (1997). *Occupational therapy: Enabling function and well-being.* Thorofare, NJ: Slack.

Dunn, W. (2000, Fall). Habit: What's the brain got to do with it? *Occupational Therapy Journal of Research, 20* (Suppl. 1), 6S–20S.

Dunn, W. (2000). *Best practice in occupational therapy in community service with children and families.* Thorofare, NJ: Slack.

Dunn, W., McClain, L. H., Brown, C., & Youngstrom, M. J. (1998). The ecology of human performance. In M. E. Neistadt & E. B. Crepeau (Eds.), *Willard & Spackman's occupational therapy* (9th ed., pp. 525–535). Philadelphia: Lippincott Williams & Wilkins.

Fisher, A. G. (2001). *Assessment of motor and process skills, Vol. 1.* (User manual.) Ft. Collins, CO: Three Star Press.

Fisher, A., & Kielhofner, G. (1995). Skill in occupational performance. In G. Kielhofner (Ed.), *A model of human occupation: Theory and application* (2nd ed., pp. 113–128). Philadelphia: Lippincott Williams & Wilkins.

Forsyth, K., & Kielhofner, G. (1999). Validity of the assessment of communication of interaction skills. *British Journal of Occupational Therapy, 62,* 69–74.

Forsyth, K., Salamy, M., Simon, S., & Kielhofner, G. (1997). *Assessment of communication and interaction skills.* Chicago: University of Illinois, Model of Human Occupation Clearinghouse.

Kielhofner, G. (2002). Dimensions of doing. In G. Kielhofner (Ed.), *A model of human occupation: Theory and application* (3rd ed.). Philadelphia: Lippincott Williams & Wilkins.

Kielhofner, G., Borell, L., Burke, J., Helfrick, C., & Nygard, L. (1995). Volition subsystem. In G. Kielhofner (Ed.), *A model of human occupation: Theory and application* (2nd ed., pp. 39–62). Philadelphia: Lippincott Williams & Wilkins.

Law, M., Cooper, B., Strong, S., Stewart, D., Rigby, P., & Letts, L. (1996). Person-environment-occupation model: A transactive approach to occupational performance. *Canadian Journal of Occupational Therapy, 63,* 9–23.

Law, M., Polatajko, H., Baptiste, W., & Townsend, E. (1997). Core concepts of occupational therapy. In E. Townsend (Ed.), *Enabling occupation: An occupational therapy perspective* (pp. 29–56). Ottawa, ON: Canadian Association of Occupational Therapists.

Low, J. F. (2002). Historical and social foundations for practice. In C. A. Trombly & M. V. Radomski (Eds.), *Occupational therapy for physical dysfunction* (5th ed.; pp. 17–30). Philadelphia: Lippincott Williams & Wilkins.

Maciejewski, M., Kawiecki, J., & Rockwood, T. (1997). Satisfaction. In R. L. Kane (Ed.), *Understanding health care outcomes research* (pp. 67–89). Gaithersburg, MD: Aspen.

McColl, M., Law, M. C., & Stewart, D. (1993). *Theoretical basis of occupational therapy.* Thorofare, NJ: Slack.

Mosey, A. C. (1981). *Occupational therapy: Configuration of a profession.* New York: Raven.

Mosey, A. C. (1996). *Applied scientific inquiry in the health professions: An epistemological orientation* (2nd ed.). Bethesda, MD: American Occupational Therapy Association.

Moyers, P. (1999). The guide to occupational therapy practice. *American Journal of Occupational Therapy, 53,* 247–322.

Neistadt, M. E., & Crepeau, E. B. (Eds.). (1998). *Willard & Spackman's occupational therapy* (9th ed.). Philadelphia: Lippincott Williams & Wilkins.

Parham, L. D., & Fazio, L. S. (Eds.). (1997). *Play in occupational therapy for children.* St. Louis, MO: Mosby.

Pedretti, L. W., & Early, M. B. (2001). Occupational performance and model of practice for physical dysfunction. In L. W. Pedretti & M. B. Early (Eds.), *Occupational therapy practice skills for physical dysfunction* (pp. 7–9). St. Louis, MO: Mosby.

Pierce, D. (2001). Untangling occupation and activity. *American Journal of Occupational Therapy, 55,* 138–146.

Primeau, L., & Ferguson, J. (1999). Occupational frame of reference. In P. Kramer & J. Hinojosa (Eds.), *Frames of reference for pediatric occupational therapy* (pp. 469–516). Philadelphia: Lippincott Williams & Wilkins.

Punwar, A. J., & Peloquin, S. M. (2000). *Occupational therapy principles and practice* (3rd ed.). Philadelphia: Lippincott Williams & Wilkins.

Radomski, M. V. (1995). There is more to life than putting on your pants. *American Journal of Occupational Therapy, 49,* 487–490.

Random House Webster's College Dictionary. (1995). New York: Random House.

Request for Planning Ideas for the Development of the Children's Health Outcomes Initiative, 66 Fed. Reg. 11296 (2001).

Rogers, J., & Holm, M. (1994). Assessment of self-care. In B. R. Bonder & M. B. Wagner (Eds.), *Functional performance in older adults* (pp. 181–202). Philadelphia: F. A. Davis.

Rowe, J. W., & Kahn, R. L. (1997). Successful aging. *Gerontologist, 37,* 433–440.

Schultz, S., & Schkade, J. (1997). Adaptation. In C. Christiansen & C. Baum (Eds.), *Occupational therapy: Enabling function and well-being* (p. 474). Thorofare, NJ: Slack.

Taber's Cyclopedic Medical Dictionary. (1997). Philadelphia: F. A. Davis.

Uniform Data System for Medical Rehabilitation (UDSMR). (1996). *Guide for the uniform data set for medical rehabilitation (including the FIM instrument).* Buffalo, NY: Author.

World Health Organization. (1947). Constitution of the World Health Organization. *Chronicle of the World Health Organization, 1*(1), 29–40.

World Health Organization. (2001). *International classification of functioning, disability and health (ICF).* Geneva, Switzerland: Author.

Zhan, L. (1992). Quality of life: Conceptual and measurement issues. *Journal of Advanced Nursing, 17,* 795–800.

Bibliography

Accreditation Council for Occupational Therapy Education. (1999a). Glossary: Standards for an accredited educational program for the occupational therapist and occupational therapy assistant. *American Journal of Occupational Therapy, 53,* 590–591.

Accreditation Council for Occupational Therapy Education. (1999b). Standards for an accredited educational program for the occupational therapist. *American Journal of Occupational Therapy, 53,* 575–582.

Accreditation Council for Occupational Therapy Education. (1999c). Standards for an accredited educational program for the occupational therapy assistant. *American Journal of Occupational Therapy, 53,* 583–589.

American Occupational Therapy Association. (1995). Occupation: A position paper. *American Journal of Occupational Therapy, 49,* 1015–1018.

Baum, C. (1999, November 12–14). *At the core of our profession: Occupation-based practice* [overheads]. Presented at the AOTA Practice Conference, Reno, Nevada.

Blanche, E. I. (1999). *Play and process: The experience of play in the life of the adult.* Ann Arbor, MI: University of Michigan.

Borg, B., & Bruce, M. (1991). Assessing psychological performance factors. In C. H. Christiansen & C. M. Baum (Eds.), *Occupational therapy: Overcoming human performance deficits* (pp. 538–586). Thorofare, NJ: Slack.

Borst, M. J., & Nelson, D. L. (1993). Use of uniform terminology by occupational therapists. *American Journal of Occupational Therapy, 47,* 611–618.

Buckley, K. A., & Poole, S. E. (2000). Activity analysis. In J. Hinojosa & M. L. Blount (Eds.), *The texture of life: Purposeful activities in occupational therapy* (pp. 51–90). Bethesda, MD: American Occupational Therapy Association.

Canadian Association of Occupational Therapists. (1997). *Enabling occupation: An occupational therapy perspective.* Ottawa, ON: Author.

Christiansen, C. H. (1997). Acknowledging a spiritual dimension in occupational therapy practice. *American Journal of Occupational Therapy, 51,* 169–172.

Christiansen, C. H. (2000). The social importance of self-care intervention. In C. H. Christiansen (Ed.), *Ways of living: Self-care strategies for special needs* (2nd ed., pp. 1–11). Bethesda, MD: American Occupational Therapy Association.

Clark, F. A., Parham, D., Carlson, M. C., Frank, G., Jackson, J., Pierce, D., et al. (1991). Occupational science: Academic innovation in the service of occupational therapy's future. *American Journal of Occupational Therapy, 45,* 300–310.

Clark, F. A., Wood, W., & Larson, E. (1998). Occupational science: Occupational therapy's legacy for the 21st century. In M. E. Neistadt & E. B. Crepeau (Eds.), *Willard & Spackman's occupational therapy* (9th ed., pp. 13–21). Philadelphia: Lippincott Williams & Wilkins.

Culler, K. H. (1993). Occupational therapy performance areas: Home and family management. In H. L. Hopkins & H. D. Smith (Eds.), *Willard & Spackman's occupational therapy* (8th ed., pp. 207–269). Philadelphia: Lippincott Williams & Wilkins.

Dunn, W., Brown, C., & McGuigan, A. (1994). The ecology of human performance: A framework for considering the effect of context. *American Journal of Occupational Therapy, 48,* 595–607.

Elenki, B. K., Hinojosa, J., Blount, M. L., & Blount, W. (2000). Perspectives. In J. Hinojosa & M. L. Blount (Eds.), *The texture of life: Purposeful activities in occupational therapy* (pp. 16–34). Bethesda, MD: American Occupational Therapy Association.

Gardner, H. (1999). *Intelligence reframed: Multiple intelligences for the 21st century.* New York: Basic Books.

Hill, J. (1993). Occupational therapy performance areas. In H. L. Hopkins & H. D. Smith (Eds.), *Willard & Spackman's occupational therapy* (8th ed., pp. 191–268). Philadelphia: Lippincott.

Hinojosa, J., & Blount, M. L. (2000). Purposeful activities within the context of occupational therapy. In J. Hinojosa & M. L. Blount (Eds.), *The texture of life: Purposeful activities in occupational therapy* (pp. 1–15). Bethesda, MD: American Occupational Therapy Association.

Holm, M. B., Rogers, J. C., & Stone, R. G. (1998). Treatment of performance contexts. In M. E. Neistadt & E. B. Crepeau (Eds.), *Willard & Spackman's occupational therapy* (9th ed., pp. 471–517). Philadelphia: Lippincott Williams & Wilkins.

Horsburgh, M. (1997). Towards an inclusive spirituality: Wholeness, interdependence and waiting. *Disability and Rehabilitation, 19,* 398–406.

Intagliata, S. (1993). Rehabilitation centers. In H. L. Hopkins & H. D. Smith (Eds.), *Willard & Spackman's occupational therapy* (8th ed., pp. 784–789). Philadelphia: Lippincott.

Kane, R. L. (1997). Approaching the outcomes question. In R. L. Kane (Ed.), *Understanding health care outcomes research* (pp. 1–15). Gaithersburg, MD: Aspen.

Kielhofner, G. (1992). *Conceptual foundations of occupational therapy.* Philadelphia: F. A. Davis.

Kielhofner, G. (1995). Habituation. In G. Kielhofner (Ed.), *A model of human occupation: Theory and application* (2nd ed., pp. 63–82). Philadelphia: Lippincott Williams & Wilkins.

Law, M. (1991). The environment: A focus for occupational therapy. *Canadian Journal of Occupational Therapy, 58,* 171–179.

Law, M. (1993). Evaluating activities of daily living: Directions for the future. *American Journal of Occupational Therapy, 47,* 233–237.

Law, M. (1998). Assessment in client-centered occupational therapy. In M. Law (Ed.), *Client-centered occupational therapy* (pp. 89–106). Thorofare, NJ: Slack.

Lifson, L. E., & Simon, R. I. (Eds.). (1998). *The mental health practitioner and the law: A comprehensive handbook.* Cambridge, MA: Harvard University Press.

Llorens, L. (1993). Activity analysis: Agreement between participants and observers on perceived factors and occupation components. *Occupational Therapy Journal of Research, 13,* 198–211.

Ludwig, F. M. (1993). Anne Cronin Mosey. In R. J. Miller & K. F. Walker (Eds.), *Perspectives on theory for the practice of occupational therapy* (pp. 41–63). Gaithersburg, MD: Aspen.

Mosey, A. C. (1981). Legitimate tools of occupational therapy. In A. Mosey (Ed.), *Occupational therapy: Configuration of a profession* (pp. 89–118). New York: Raven.

Mosey, A. C. (1986). *Psychosocial components of occupational therapy.* New York: Raven.

Nelson, D. L. (1988). Occupation: Form and performance. *American Journal of Occupational Therapy, 42,* 633–641.

Pierce, D. (1999, September). Putting occupation to work in occupational therapy curricula. *Education Special Interest Section Quarterly, 9*(3), 1–4.

Pollock, N., & McColl, M. A. (1998). Assessments in client-centered occupational therapy. In M. Law (Ed.), *Client-centered occupational therapy* (pp. 89–105). Thorofare, NJ: Slack.

Reed, K., & Sanderson, S. (1999). *Concepts of occupational therapy* (4th ed.). Philadelphia: Lippincott Williams & Wilkins.

Schell, B. B. (1998). Clinical reasoning: The basis of practice. In M. E. Neistadt & E. B. Crepeau (Eds.), *Willard & Spackman's occupational therapy* (9th ed., pp. 90–100). Philadelphia: Lippincott Williams & Wilkins.

Scherer, M. J., & Cushman, L. A. (1997). A functional approach to psychological and psychosocial factors and their assessment in rehabilitation. In S. S. Dittmar & G. E. Gresham (Eds.), *Functional assessment and outcomes measurement for the rehabilitation health professional* (pp. 57–67). Gaithersburg, MD: Aspen.

Trombly, C. (1993). The Issue Is—Anticipating the future: Assessment of occupational function. *American Journal of Occupational Therapy, 47,* 253–257.

Urbanowski, R., & Vargo, J. (1994). Spirituality, daily practice, and the occupational performance model. *Canadian Journal of Occupational Therapy, 61,* 88–94.

Watson, D. E. (1997). *Task analysis: An occupational performance approach.* Bethesda, MD: American Occupational Therapy Association.

Yerxa, E. J. (1980). Occupational therapy's role in creating a future climate of caring. *American Journal of Occupational Therapy, 34,* 529–534.

Background

Background of Uniform Terminology

The first edition of *Uniform Terminology* was titled the *Occupational Therapy Product Output Reporting System and Uniform Terminology for Reporting Occupational Therapy Services* (American Occupational Therapy Association [AOTA], 1979). It was approved by the Representative Assembly and published in 1979. It was originally developed in response to the Education for All Handicapped Children Act of 1975 (Public Law 94–142) and the Medicare-Medicaid Anti-Fraud and Abuse Amendments of 1977 (Public Law 95–142), which required the Secretary of the U.S. Department of Health and Human Services (DHHS) to establish regulations for uniform reporting systems for all departments in hospitals, including consistent terminology upon which to base reimbursement decisions. The AOTA developed the 1979 document to meet this requirement. However, the federal government's DHHS never adopted or implemented the system because of antitrust concerns related to price fixing. Occupational therapists and occupational therapy assistants, however, began to use the terminology outlined in this system, and some state governments incorporated it into their own payment reporting systems. This original document created consistent terminology that could be used in official documents, practice, and education.

The second edition of *Uniform Terminology for Occupational Therapy* (AOTA, 1989) was approved by the Representative Assembly and published in 1989. The document was organized somewhat differently. It was not designed to replace the "Product Output Reporting System" portion of the first edition but, rather, focused on delineating and defining only the occupational performance areas and occupational performance components that are addressed in occupational therapy direct services. Indirect services and the "Product Output Reporting System" were not revised or included in the second edition. The intent was to revise the document to reflect current areas of practice and to advance uniformity of definitions in the profession.

The last revision, *Uniform Terminology for Occupational Therapy—Third Edition* (UT-III, AOTA, 1994) was adopted by the Representative Assembly in 1994 and was "expanded to reflect current practice and to incorporate contextual aspects of performance" (p. 1047). The intended purpose of the document was "to provide a generic outline of the domain of concern of occupational therapy and ... to create common terminology for the profession and to capture the essence of occupational therapy succinctly for others" (p. 1047).

Each revision reflects changes in current practice and provides consistent terminology that could be used by the profession. During each of the three revisions, the purpose of the document shifted slightly. Originally a document that responded to a federal requirement to develop a uniform reporting system, the document gradually shifted to describing and outlining the domain of concern of occupational therapy.

Development of the Occupational Therapy Practice Framework: Domain and Process

In the fall of 1998, the Commission on Practice (COP) began an extensive review process to solicit input from all levels of the profession with respect to the need for another revision of UT-III. The review process is a normal activity during which each official document can be updated and revised as needed. Themes of concern expressed by reviewers included the following:

- Terms defined in the document were unclear, inaccurate, or categorized improperly.
- Terms that should have been in the document were missing.
- Too much emphasis was placed on performance components.
- The concept of occupation was not included.
- Terms were used that were unfamiliar to external audiences (i.e., performance components, performance areas).
- Consideration should be given to using terminology proposed in the revision of *International Classification of Functioning, Disability and Health* (ICF).
- The document is being used inappropriately to design curricula.
- The role of theory application in clinical reasoning is being minimized by using UT-III as a recipe for practice.

The COP recognized that the practice environment had changed significantly since the last revision and that the profession's understanding of its core constructs and service delivery process had further evolved. The recently published *Guide to Occupational Therapy Practice* (Moyers, 1999) outlined many of these contemporary shifts, and the COP carefully reviewed this document. In light of these changes and the feedback received during the review process, the COP decided that practice needs had changed and that it was time to develop a different kind of document. The *Occupational Therapy Practice Framework: Domain and Process* was developed in response to these needs and changing conditions.

Relationship of the Framework to the Rescinded UT-III and the ICF

The Framework updates, revises, and incorporates the primary elements (performance areas, performance components, performance contexts) outlined in the rescinded UT-III. In some cases, the names of these elements were updated to reflect shifts in thinking and to create more obvious links with terminology outside of the profession. Feedback from the review indicated that the use of occupational therapy terminology often made it more difficult for others to understand what occupational therapy contributes. The ICF language is also seen as important to incorporate. The following chart shows how terminology has evolved by comparing terminology used in the Framework, the rescinded UT-III, and the ICF documents.

COMPARISON OF TERMS

FRAMEWORK	RESCINDED UT-III	ICF
Occupations—"activities…of everyday life, named, organized, and given value and meaning by individuals and a culture. Occupation is everything people do to occupy themselves, including looking after themselves,… enjoying life…and contributing to the social and economic fabric of their communities…" (Law, Polatajko, Baptiste, & Townsend, 1997, p. 32).	Not addressed.	Not addressed.
Areas of occupation—various kinds of life activities in which people engage, including the following categories: ADL, IADL, education, work, play, leisure, and social participation.	**Performance areas** (pp. 1051–1052)— • Activities of daily living • Work and productive activities • Play or leisure activities	**Activities and participation**— • **Activities**—"execution of a task or action by an individual" (p. 10). • **Participation**—"involvement in a life situation" (p. 10). Examples of both: learning, task demands (routines), communication, mobility, self-care, domestic life, interpersonal interactions and relationships, major life areas, community, social and civic life. Activities and Participation examples from ICF overlap Areas of Occupation, Performance Skills, and Performance Patterns in the Framework.

(Continued)

COMPARISON OF TERMS

(Continued)

FRAMEWORK	RESCINDED UT-III	ICF
Performance skills—features of what one does, not what one has, related to observable elements of action that have implicit functional purposes (adapted from Fisher & Kielhofner, 1995, p. 113). Performance skills include motor, process, and communication/interaction skills.	**Performance components**—sensorimotor components, cognitive interaction and cognitive components, as well as psychosocial skills and psychological components. These components consist of some performance skills and some client factors as presented in the Framework (pp. 1052–1054).	**Activities and participation**— • **Activities**—"execution of a task or action by an individual" (p. 10). • **Participation**—"involvement in a life situation" (p. 10). Examples of both: learning, task demands (routines), communication, mobility, self-care, domestic life, interpersonal interactions and relationships, major life areas, community, social and civic life. Activities and Participation examples from ICF overlap Areas of Occupation, Performance Skills, and Performance Patterns in the Framework.
Performance patterns—patterns of behavior related to daily life activities that are habitual or routine. Performance patterns include habits, routines, and roles.	Habits and routines not addressed. Roles listed as performance components (p. 1050).	**Activities and participation**— • **Activities**—"execution of a task or action by an individual" (p.10). • **Participation**—"involvement in a life situation" (p. 10). Examples of both: learning, task demands (routines), communication, mobility, self-care, domestic life, interpersonal interactions and relationships, major life areas, community, social and civic life. Activities and Participation examples from ICF overlap Areas of Occupation, Performance Skills, and Performance Patterns in the Framework.
Context or contexts—refers to a variety of interrelated conditions within and surrounding the client that influence performance. Context includes cultural, physical, social, personal, spiritual, temporal, and virtual contexts.	**Performance contexts** (p. 1054)— • **Temporal aspects** (chronological, developmental, life cycle, disability status) • **Environment** (physical, social, cultural)	**Contextual factors**—"represent the complete background of an individual's life and living. They include environmental factors and personal factors that may have an effect on the individual with a health condition and the individual's health and health-related states" (p. 16). • **Environmental factors**—"make up the physical, social and attitudinal environment in which people live and conduct their lives. The factors are external to individuals ..." (p. 16). • **Personal factors**—"the particular background of an individual's life and living ..." (p. 17) (e.g., gender, race, lifestyle, habits, social background, education, profession). Personal factors are not classified in ICF because they are not part of a health condition or health state, though they are recognized as having an effect on outcomes.
Activity demands—the aspects of an activity, which include the objects, space, social demands, sequencing or timing, required actions, and required underlying body functions and body structures needed to carry out the activity.	Not addressed.	Not addressed.
Client factors—those factors that reside within the client that may affect performance in areas of occupation. Client factors include the following: • **Body functions**—"the physiological functions of body systems (including psychological functions)" (WHO, 2001, p. 10). • **Body structures**—"anatomical parts of the body such as organs, limbs and their components [that support body function]" (WHO, 2001, p. 10).	**Performance components**—sensorimotor components, cognitive interaction and cognitive components, as well as psychosocial skills and psychological components. These components consist of some performance skills and some client factors as presented in the Framework (pp. 1052–1054).	• **Body functions**—"the physiological functions of body systems (including psychological functions)" (p. 10). • **Body structures**—"anatomical parts of the body such as organs, limbs and their components [that support body function]" (p. 10).

(Continued)

COMPARISON OF TERMS

(Continued)

FRAMEWORK	RESCINDED UT-III	ICF
Outcomes—important dimensions of health attributed to interventions, including ability to function, health perceptions, and satisfaction with care (adapted from Request for Planning Ideas, 2001).	Not addressed.	Not addressed.

Note. UT-III = *Uniform Terminology for Occupational Therapy—Third Edition* (AOTA, 1994); ICF = *International Classification of Functioning, Disability and Health* (WHO, 2001).

References

American Occupational Therapy Association. (1979). Uniform terminology for reporting occupational therapy services—First edition. *Occupational Therapy News, 35*(11), 1–8.

American Occupational Therapy Association. (1989). Uniform terminology for occupational therapy—Second edition. *American Journal of Occupational Therapy, 43,* 808–815.

American Occupational Therapy Association. (1994). Uniform terminology for occupational therapy—Third edition. *American Journal of Occupational Therapy, 48,* 1047–1054.

Education for all Handicapped Children Act. (1975). Pub. L. 94–142, 20 U.S.C. §1400 *et seq.*

Fisher, A., & Kielhofner, G. (1995). Skill in occupational performance. In G. Kielhofner (Ed.), *A model of human occupation: Theory and application* (2nd ed., pp. 113–128). Baltimore: Williams & Wilkins.

Law, M., Polatajko, H., Baptiste, W., & Townsend, E. (1997). Core concepts of occupational therapy. In E. Townsend (Ed.), *Enabling occupation: An occupational therapy perspective* (pp. 29–56). Ottawa, ON: Canadian Association of Occupational Therapists.

Medicare-Medicaid Anti-Fraud and Abuse Amendments. (1977). Pub. L. 95–142, 42 U.S.C. §1395(h).

Moyers, P. (1999). The guide to occupational therapy practice. *American Journal of Occupational Therapy, 53,* 247–322.

Request for Planning Ideas for the Development of the Children's Health Outcomes Initiative, 66 Fed. Reg. 11296 (2001).

World Health Organization. (2001). *International classification of functioning, disability and health (ICF).* Geneva, Switzerland: Author.

Authors

THE COMMISSION ON PRACTICE:

Mary Jane Youngstrom, MS, OTR, FAOTA, Chairperson (1998–2002)

Sara Jane Brayman, PhD, OTR, FAOTA, Chairperson-Elect (2001–2002)

Paige Anthony, COTA

Mary Brinson, MS, OTR/L, FAOTA

Susan Brownrigg, OTR/L

Gloria Frolek Clark, MS, OTR/L, FAOTA

Susanne Smith Roley, MS, OTR

James Sellers, OTR/L

Nancy L. Van Slyke, EdD, OTR

Stacy M. Desmarais, MS, OTR/L, ASD Liaison

Jane Oldham, MOTS, Immediate-Past ASCOTA Liaison

Mary Vining Radomski, MA, OTR, FAOTA, SIS Liaison

Sarah D. Hertfelder, MEd, MOT, OTR, FAOTA, National Office Liaison

With contributions from

Deborah Lieberman, MHSA, OTR/L, FAOTA

for

THE COMMISSION ON PRACTICE

Mary Jane Youngstrom, MS, OTR, FAOTA, Chairperson

Adopted by the Representative Assembly 2002M29

This document replaces the 1994 *Uniform Terminology for Occupational Therapy—Third Edition* and *Uniform Terminology—Third Edition: Application to Practice.*

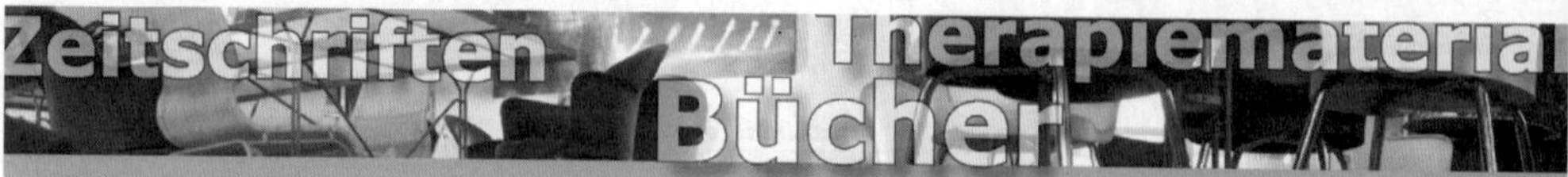

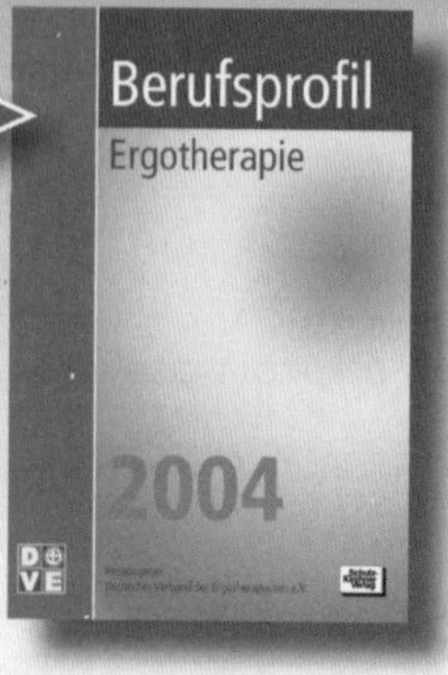

Das Buch vermittelt

- Entwicklung und Stand der Ergotherapie
- Begriffsbestimmung Ergotherapie
- Qualifikationsanforderungen an die Ergotherapie

Das Buch fördert

- Weiterentwicklung des Berufsbildes Ergotherapie
- Fachbereichsübergreifende Berufsidentität

Das Buch richtet sich an

- Berufspraktiker, Lehrende, Schüler und Studierende
- Ergotherapeutische Institutionen und Ausbildungsstätten

Deutscher Verband der Ergotherapeuten e.V.,
Maria Miesen (Hrsg.)
Berufsprofil Ergotherapie 2004
276 Seiten, 1. Auflage 2004, ISBN 3-8248-0466-2,
€ 27,00 [D] / SFr 47,25

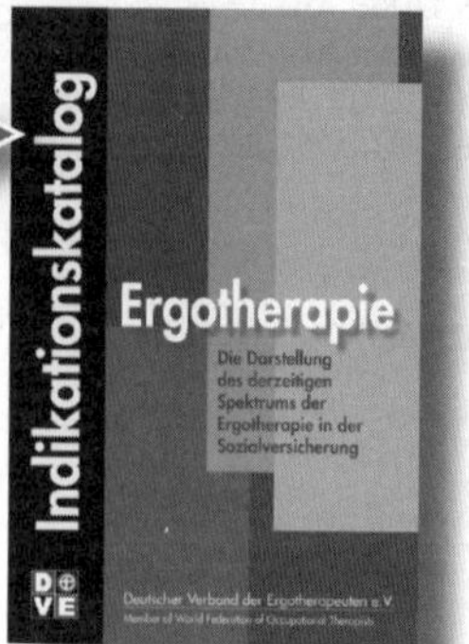

Mit diesem Indikationskatalog für die ambulante Ergotherapie hat der Deutsche Verband der Ergotherapeuten e.V. (DVE) den Versuch unternommen, die Heilmittel-Richtlinien (HMR) nach § 92 und die Rahmenempfehlungen nach § 125 SGB V (Stand 5. Juni 2001) miteinander zu verzahnen. Weitere für das Gesamtverständnis wichtige Inhalte wurden aufgenommen und somit ein Katalog geschaffen, der die Leistungen der ambulanten Ergotherapie im Rahmen der gesetzlichen Krankenkassen darstellt. Er ist damit als Leitfaden für die Umsetzung der neuen Grundlagen in der Praxis unverzichtbar.

Deutscher Verband der Ergotherapeuten e.V. (Hrsg.)
Indikationskatalog Ergotherapie, Die Darstellung des derzeitigen Spektrums der Ergotherapie in der Sozialversicherung
232 Seiten, 1. Auflage 2004, ISBN 3-8248-0445-X,
€ 25,95 [D] / SFr 45,41

Inhaltsverzeichnis und Leseprobe:

www.schulz-kirchner.de

Über den Buchhandel erhältlich oder direkt bei der

Schulz-Kirchner Verlag GmbH
Postfach 12 75 · D-65502 Idstein
☎ (0 61 26) 93 20-0
Fax (0 61 26) 93 20-50
@ bestellung@schulz-kirchner.de

Das Gesundheitsforum

Schulz-Kirchner Verlag